NOTES

SUR LE

DÉVELOPPEMENT DES FONCTIONS CÉRÉBRALES

ET SUR LES

PARALYSIES D'ORIGINE CÉRÉBRALE CHEZ LES ENFANTS

PAR

Le Dr Aimé GIBOTTEAU

Ancien interne des Hôpitaux de Paris
Médaille de bronze de l'Assistance publique

PARIS
G. STEINHEIL, ÉDITEUR
2, RUE CASIMIR-DELAVIGNE, 2

1889

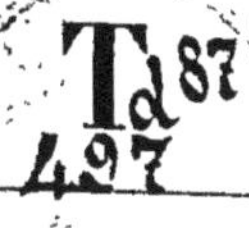

NOTES

SUR LE

DÉVELOPPEMENT DES FONCTIONS CÉRÉBRALES

ET SUR LES

PARALYSIES D'ORIGINE CÉRÉBRALE CHEZ LES ENFANTS

IMPRIMERIE LEMALE ET Cie, HAVRE

NOTES

SUR LE

DÉVELOPPEMENT DES FONCTIONS CÉRÉBRALES

ET SUR LES

PARALYSIES D'ORIGINE CÉRÉBRALE CHEZ LES ENFANTS

PAR

Le Dr Aimé GIBOTTEAU

Ancien interne des Hôpitaux de Paris
Médaille de bronze de l'Assistance publique

PARIS
G. STEINHEIL, ÉDITEUR
2, RUE CASIMIR-DELAVIGNE, 2

1889

INTRODUCTION

Pendant notre séjour à l'hôpital des Enfants-Malades, nous avons été frappé de la fréquence de l'hémiplégie dans les premières années de la vie. Il nous a même semblé que cette affection était pour le moins aussi commune que la paralysie spinale atrophique qui est beaucoup plus souvent décrite et. dans l'ensemble, mieux connue. Dans un temps assez court, nous avons réuni une vingtaine d'observations de petits hémiplégiques et nous nous sommes mis au courant du matériel assez considérable des travaux publiés sur la matière. Les classiques de la pathologie infantile ne sont pas prolixes sur ce point ; mais, après les travaux de Cotard, de Bourneville, de Richardière et surtout l'excellent article *Hémiplégie infantile* publié par Marie dans le Dictionnaire Dechambre, il semble qu'il n'y ait plus rien à ajouter, tout au moins à la description clinique.

Pourtant, beaucoup de phénomènes dont nous étions témoins se laissaient mal ranger dans les tableaux typiques dressés par ces auteurs. D'autre part, la variabilité des symptômes suivant l'âge de l'hémiplégie, suivant la date de la vie à laquelle le sujet était atteint nous engagèrent à rechercher ce que l'on sait sur l'état des fonctions cérébrales dans les périodes précoces de la vie et sur leur substratum anatomique. Ici la confusion est complète à première vue ; les documents anatomiques, physiologiques, cliniques, paraissent contradictoires. Il nous a paru que l'hémiplégie, et, en général, les paralysies cérébrales de l'enfance ne pouvaient être bien comprises que si l'on faisait précéder leur étude de celles du développement des fonctions cérébrales. C'est ce qui nous a engagé à réunir avant nos observations et le commentaire clinique dont nous avons cherché à les éclairer, les principaux témoignages que nous avons pu recueillir et classer sur l'évolution du cerveau, au point de vue anatomique et physiologique. Cette première partie ne contient pas à vrai dire de recherches personnelles, mais elle nous a coûté quelque peine, et nous espérons qu'elle sera utile à consulter.

Nous ne voulons dire qu'un mot de l'histoire de la question. L'étude de l'hémiplégie infantile doit beaucoup aux médecins de la Salpêtrière. Elle en est sortie de toutes pièces avec le travail fondamental de Cazauvielh : *Sur l'agénésie cérébrale et la paralysie congénitale* (1827), Turner, Cotard, Bourneville, Oulmont, Marie ont amené la question au point où elle se trouve actuellement. On consultera encore avec intérêt le recueil de Lallemand (1834), les leçons de M. Jules Simon, la thèse de Richardière et la publication récente d'Audry, de Lyon, sur la porencéphalie, où nous avons trouvé réunis un grand nombre de documents précieux.

En Allemagne, les premières descriptions cliniques sont dues à Hénoch et à Heine. Le mémoire de Kundrat sur la porencéphalie est venu éclaircir ce côté de la question. Il faut encore citer les noms de Bernhardt, de Seeligmüller, de Forster et celui de Wallenberg qui a publié, en 1886, un recueil de faits très complet.

En Angleterre, signalons les mémoires de Robert Boyd, (1856) : *Sur l'atrophie du cerveau*, de Ross, de Hadden, de Samuel Gee.

En Amérique, Hammond a donné le premier une description méthodique de l'athétose ; Sarah Mac Nutt a publié des faits de paralysie très précoce qu'on trouvera utilisés plus loin. Citons encore parmi nos contemporains, Bianchi en Italie et Gaudard, de Genève.

Au moment où nous arrivons au terme de nos études, c'est pour nous un devoir agréable de remercier, suivant l'usage, les maîtres auxquels nous devons notre instruction médicale. Nos premiers professeurs de l'École et de l'Hôtel-Dieu de Nantes, MM. Heurtaux, Jouon, Bernaudaux, Bertin, Andouard, Bureau, par l'intérêt de leurs leçons, nous ont rendu attrayante la science médicale : qu'ils acceptent l'assurance de notre gratitude.

Pendant notre séjour dans les hôpitaux de Paris, nous n'avons rencontré que bon accueil et sympathie. M. le professeur Cornil nous a le premier reçu dans son service et n'a cessé depuis ce temps de nous témoigner sa bienveillance.

Nous avons eu la bonne fortune de profiter de la dernière année d'activité de M. Vulpian et nous manquerions à un devoir, si nous ne nous souvenions ici de la bonté que nous témoignait ce maître regretté.

Nous adressons nos remerciements à nos excellents maîtres, M. le professeur Duplay, MM. Quinquaud, Déjerine, Gingeot, Chantemesse, Bucquoy, Ferrand, Merklen, Danlos, Oulmont et Kirmisson, dont les conseils ne nous ont jamais fait défaut.

M. Bouilly nous a donné des preuves inoubliables de sa sollicitude. Nous le prions d'accepter l'assurance de notre dévouement.

M. Ollivier, par ses conseils et les observations qu'il nous a si libéralement communiquées, nous a beaucoup aidé dans ce travail.

Nous remercions M. le professeur Guyon, de la bienveillance avec laquelle il nous a accueilli dans son service et qu'il n'a cessé de nous témoigner.

Que M. le professeur Grancher reçoive ici l'assurance de notre gratitude pour son enseignement et la bienveillance dont il nous donne encore une preuve en présidant cette thèse.

Notre ami, M. le Dr Hoüeix, interne des asiles de la Seine, nous a été d'un grand secours par sa connaissance des langues étrangères et de la pathologie cérébrale : qu'il reçoive nos sincères remerciements.

PREMIÈRE PARTIE

DÉVELOPPEMENT DES FONCTIONS CÉRÉBRALES

Les paralysies d'origine cérébrale ont pour type l'hémiplégie et c'est l'hémiplégie des enfants que nous aurons particulièrement en vue dans les pages qui vont suivre. La connaissance de l'anatomie et de la physiologie cérébrales dans la mesure où elles nous sont aujourd'hui accessibles, est la préface nécessaire de toute pathologie ; si l'on considère particulièrement l'hémiplégie de l'adulte, on voit que les résultats des recherches macroscopiques et microscopiques, de l'expérimentation, de la clinique, de l'anatomie pathologique forment un ensemble passablement concordant. Nous sommes par eux mis en possession de notions sommaires sur les fonctions motrices du cerveau de l'*adulte*, de vues et d'hypothèses intéressantes sur la sensibilité ; pour l'intelligence proprement dite nous sommes encore loin de compte.

Mais encore une fois c'est de l'adulte qu'il s'agit. Dès que nous voulons étudier les paralysies cérébrales de l'enfance il nous faut faire table rase de toutes ces connaissances et procéder à une nouvelle enquête sur les fonctions cérébrales dans toute la période de développement qui sépare leur première apparition de leur constitution définitive. Faute de quoi, en voulant transporter chez le nouveau-né des notions puisées chez l'adulte, faire intervenir des fonctions, des organes même qui n'existent pas encore, nous risquons de compliquer par trop d'hypothèses un problème nosographique relativement simple. Quelques données sur l'anatomie et la physiologie du cerveau en voie de développement nous ont donc paru former une préface nécessaire à l'étude de ses lésions et de ses troubles fonctionnels.

Par malheur l'état de la science sur ces sujets est encore excessivement incomplet et fragmentaire. Les méthodes ne diffèrent pas de celles par lesquelles on a éclairci l'histoire du cerveau adulte : mensurations, pesées, morphologie, histologie, observation et expérimentation chez les animaux, observation, pathologie clinique et anatomique chez l'homme. Mais ces données nous sont fournies par des auteurs placés à des points de vue bien différents : on n'a jamais cherché à les relier entre elles et à les réunir en un faisceau. Vierordt dans sa *Physiologie de l'enfance* (*Gerhardt's Handbuch der Kinderkrankheiten*, t. I), ne traite que très sommairement des fonctions cérébrales. Les développements si intéressants que Preyer a consacrés à ce sujet dans l'*Ame de l'enfant* et la *Physiologie spéciale de l'embryon* n'embrassent qu'un côté de la question. La matière est trop vaste et trop pleine de lacunes pour que nous prétendions en donner ici une exposition didactique. Nous chercherons seulement à faire une revue méthodique des principaux faits actuellement acquis à la science tout en indiquant les lacunes qui les séparent et les contradictions qu'ils semblent parfois présenter et qui ne nous permettront d'en tirer que des conclusions très réservées.

CHAPITRE I

Anatomie.

Le développement du cerveau commence dans les premiers jours de la vie embryonnaire avec l'apparition du *sillon dorsal*, et s'affirme chez l'homme, vers le 15e jour, par la formation des vésicules cérébrales primitives. Mais cet organe ne devient intéressant pour l'ordre de recherches qui nous occupe qu'à partir du moment où il est susceptible d'une fonction, et ce moment n'est pas facile à déterminer. Nous aurons bientôt à nous demander s'il faut le placer dans la période embryonnaire ou dans les premiers jours de la vie extra-utérine. Il nous suffira du moins de prendre le cerveau à partir du moment où ses formes extérieures sont achevées dans leurs principaux traits, c'est-à-dire vers le 3e mois de la vie utérine, et de faire débuter à ce moment les descriptions.

A. — *Données numériques.*

Nous avons cherché à nous renseigner sur la marche générale du développement cérébral au moyen de données numériques. Nous n'avons pu trouver que les tableaux suivants dont nous ne nous dissimulons pas l'insuffisance.

Le premier exprime l'accroissement en diamètre du cerveau fœtal d'après Ecker. Les dimensions sont données en millimètres.

		1	2	3	4	5	6	7	8	9
Mois		1	2	3	4	5	6	7	8	9
Diamètres	sagittal	6	9	35	38	51	67	74	81	103
	transversal	5	7	15	31	32	51	60	72	81

Il est regrettable que ces recherches n'aient pas été poursuivies particulièrement dans le cours de la première enfance (1).

(1) M. Bertillon, qui exécute journellement, au dépôt de la préfecture de police, d'innombrables mensurations anthropométriques, assure que le développement du

Au contraire la recherche du poids de l'encéphale paraît n'avoir été appliquée qu'à la période extra-utérine. Vierordt, d'après une compilation faite chez différents auteurs donne les moyennes suivantes, où les poids sont exprimés en grammes.

Age	0	1/2	2	6	7	10	14	adulte
Nombres de cas	5	1	2	1	1	9	3	—
Poids du cerveau	385	»	1173	1250	1074	1290	1241	1397

Il cite en outre une statistique plus complète qu'il attribue à Lancy.

Age	0.2m	2-4	4-6	6-9	9-12	1 an ½	1½-2	2 2½	2½-3	3-4	6
Nombre de cas	5	7	10	68	5	6	6	6	6	3	1
Poids du cerveau	424	522	571	697	774	804	1013	881	1006	1119	1740 (!?)

Un tableau plus complet encore est dû à Bischoff (1), nous le citons également d'après Vierordt, n'ayant pu nous procurer l'ouvrage original.

Ages	Garçons		Filles		
	Nombre des cas	Poids moyen du cerveau	Nombre des cas	Poids moyen du cerveau	
0.2 mois	13	429	14	406	
2-4	3	557	2	535	
4-6	1	680	1	600	
6-9	2	707	1	737	
9-12	3	885	2	884	
12-18	2	957	4	843	
18-24	2	845	6	972	
24-30	1	1137	»	»	
30-3 ans	2	991	3	1345	(!?)
3-4	1	1179	7	1088	
4-5	1	1276	1	912	
5-6	3	1223	6	1114	
6-7	3	1211	»	»	
7-8	»	»	3	984	
8-9	»	»	1	1231	
9-10	2	1375	3	1255	
10-11	»	»		1168	
11-12	2	1421	3	1196	
12-13	2	1648	1	1200	
13-14	5	1336	»	»	

crâne n'est définitif qu'à partir de la 20e année. De 12 à 20 ans, par exemple, le diamètre crânien longitudinal d'un sujet donné croît d'environ 15 millim. et le transversal de 10 millim. Cette ampliation est certainement en rapport avec le développement des hémisphères et peut servir à l'apprécier. On manque de données crâniométriques pour les premières années de la vie.

(1) Bischoff. *Das Hirngewicht*, Bonn, 1880.

Mentionnons enfin que le poids moyen du cerveau du fœtus à terme est :

D'après Letourneau.................... 338,5
D'après Hecker et Buhl................ 352

Celui du cerveau de l'adulte estimé par Duval (1) à 1323 grammes pour l'homme, à 1230 gr. pour la femme. Divers auteurs classiques donnent des moyennes légèrement différentes. Rappelons que le crâne de Cuvier pesait 1829 gr. Bischoff cite un encéphale de 1925 gr. Pour Broca, la microcéphalie commence, quand l'encéphale pèse 1049 gr. pour l'homme et 907 gr. pour la femme. Il n'existe pas de moyennes, basées sur des séries assez étendues, pour les poids respectifs du cerveau, du cervelet, du bulbe et du mésocéphale.

On voit combien ces chiffres sont incomplets et, dans une certaine mesure, contradictoires. Leur intérêt augmenterait s'ils étaient basés sur l'examen d'un plus grand nombre de cas. Les hôpitaux d'enfants fourniraient à cet égard un matériel malheureusement considérable; nous ne pouvons que souhaiter de voir les recherches de ce genre se multiplier. Mais si précaires que soient ces données, elles suffisent à nous donner une idée générale du développement du cerveau infantile. De la naissance à l'âge adulte cet organe subit un accroissement qui porte son poids du simple au triple et davantage. Ce coefficient de croissance est estimé par Vierordt à 3,7. On voit aussi que le poids a doublé avant la fin de la première année qui représente sans contredit la période de plus grande activité du développement cérébral. Nous aurions voulu construire une courbe exprimant cette croissance par mois et par année, mais les chiffres dont nous disposons nous ont paru encore trop insuffisants. Il semble ressortir de la table de Bischoff que l'écart qui existe chez l'adulte au bénéfice du cerveau masculin (100 grammes en moyenne) commence à se manifester dès les premiers mois de la vie. Pendant notre séjour à l'hôpital des Enfants nous avons cru remarquer que la différence de caractère entre les deux sexes commence à se manifester dans le cours de la

(1) Dict. JACCOUD. Art. Nerfs.

deuxième année, et il faut dire qu'elle est toute en faveur des garçons, qui sont moins intraitables, moins coléreux, plus raisonnables que les fillettes. Le contraste est surtout frappant quand on compare l'une à l'autre deux salles de berceaux. Les sœurs et les surveillantes que nous avons successivement connues dans le service de la clinique partageaient notre opinion. La différenciation sexuelle au point de vue cérébral serait donc plus précoce qu'on ne le pense communément. D'autre part, d'après Lorey qui a pesé un très grand nombre de jeunes enfants des deux sexes, c'est à partir de 7 mois que le poids des garçons commence à dépasser régulièrement celui des filles.

B. — *Développement des circonvolutions.*

Il est au moins aussi instructif de considérer le développement en surface du cerveau, puisque l'écorce est regardée comme la région la plus importante au point de vue fonctionnel. Son accroissement se fait par la formation des circonvolutions. Ce processus est assez bien connu après les travaux de Ecker, Mihalkowitz (1), Pozzi (2) et Kölliker (3) et nous ne voulons en donner qu'une vue d'ensemble.

La *fosse sylvienne* forme en quelque sorte le pôle de l'hémisphère et le point de ralliement de tous les reliefs de l'écorce. Elle apparaît dans le cours du 3e mois, sous la forme d'une gouttière ; au 4e, elle prend une direction oblique en arrière et tend à se limiter par la saillie croissante de ses bords ; au 5e, la limitation est plus nette, on est en présence d'une véritable excavation dirigée très obliquement en arrière, la branche antérieure fait son apparition ; au 6e mois, la fosse sylvienne a la forme d'un triangle équilatéral ; au 7e, la branche antérieure s'accroît, l'*opercule* (bord supérieur commun aux deux branches) commence à se développer ; au 8e, les deux branches se ferment ; au 9e, la partie centrale (*insula*) est à peine recouverte par l'opercule et les circonvolutions de l'insula commencent à se dessiner

(1) *Berl. Klin. Wochens.*, 1888, U. Gewicht, u. Maas. usw.
(2) Art. Circonvolutions. *Dict. Dechambre.*
(3) Embryologie. Tr. fr.

Les premières circonvolutions apparaissent dans le courant du 3e mois, c'est-à-dire à une époque où la forme générale du cerveau est à peine terminée, où il n'existe qu'un rudiment de corps calleux. Ces plis, décrits pour la première fois par Reichert, ne sont pas, en général, destinés à subsister ; bien développés au 4e mois, ils s'effacent au 5e, si bien qu'au 6e mois, la convexité des hémisphères est redevenue lisse ; d'où les noms de *plis transitoires*, *plis primitifs de Reichert* sous lesquels ils sont connus. Ce sont, en effet, de véritables plissements de la membrane hémisphérique, chaque dépression extérieure répondant à un relief du côté du ventricule, et inversement. On attribue leur formation à ce que la croissance des vésicules cérébrales est plus rapide que celle des parois crâniennes qui s'opposent dès lors à leur développement en surface. Quelques-uns de ces plis primitifs persistent et donnent naissance à des circonvolutions, *circonvolutions primitives permanentes*. Ce sont :

1. Le *sillon arqué*, ou *sillon de la corne d'Ammon*, *sulcus hippocampi*, qui, dès le 3e mois, va du voisinage de la voûte à l'extrémité du lobe inférieur, et détermine dans le diverticule temporal du ventricule le relief de la corne d'Ammon. On voit par là qu'il répond au schéma que nous venons de tracer.

2. La *scissure calcarine* qui se comporte de la même façon à l'égard du diverticule occipital et y fait apparaître la saillie du *calcar avis*.

3. La *scissure pariéto-occipitale* ou *perpendiculaire interne*. Elle délimite avec la précédente la région du *cuneus*, qui se trouve ainsi constituée à une époque extrêmement précoce.

4. Enfin la scissure de Sylvius pourrait à la rigueur être comprise dans cette description.

Les *circonvolutions secondaires permanentes* apparaissent pour la première fois sur la convexité lisse de l'écorce dans le cours du 5e mois ou au commencement du 6e. Elles résultent non plus d'un plissement des parois du ventricule, mais bien d'un épaississement localisé de celles-ci, qui ménage certaines parties et les laisse en contre-bas pour former les *plis* ou *scis-*

sures. On a beaucoup discuté sur le mécanisme de ce vallonnement de l'écorce, il paraît établi que la plus grande part en revient à l'activité spontanée et héréditaire du tissu nerveux et que les conditions mécaniques extérieures, résistance des vaisseaux, des méninges, etc., n'y jouent qu'un rôle secondaire.

Vers le commencement du 6e mois apparaît le *sillon de Rolando;* et presque aussitôt la *scissure parallèle frontale* et la *scissure frontale inférieure.* (Nous employons naturellement la nomenclature française courante.) Puis se montre la partie postérieure de la *scissure interpariétale* qui se continue en arrière avec la *scissure occipitale supérieure.* De la partie antérieure de la première part la *scissure parallèle pariétale* qui reste toujours faiblement développée.

Sur la face médiane de l'hémisphère naît au 6e mois la *scissure calloso-marginale* ou *festonnée.*

La *scissure parallèle* apparaît ordinairement aussi dans le cours du 6e mois; cependant sur des pièces du musée Broca on la voyait sur un fœtus de 4 mois (Pozzi). Son développement peut donc être exceptionnellement précoce. Souvent la 2e *scissure temporale* se forme en même temps.

Au 7e mois on voit la *scissure frontale supérieure.*

Au 8e l'*occipitale transverse.*

Au 9e les circonvolutions de l'insula.

Au moment de la naissance l'écorce cérébrale est donc constituée dans l'ensemble de ses reliefs et de ses anfractuosités. Mais les auteurs sont bien loin d'être d'accord sur la valeur absolue de ce développement. Pour Pozzi, à cette époque les scissures et circonvolutions principales existent, les sillons et plis secondaires manquent en grande partie et l'encéphale présente alors une figure schématique des circonvolutions cérébrales. Les figures que donne Ecker du cerveau du fœtus à terme conduisent à la même conclusion et font voir cet aspect schématique du cerveau, les scissures primitives s'y montrent seules et c'est à peine si elles se compliquent de quelques festons. Kölliker au contraire s'exprime ainsi : « Au moment de la naissance le cerveau du nouveau-né offre, en ce qui touche les circonvolutions, autant que j'ai pu le voir, un degré de constitution si avancé qu'il serait difficile de dire si, sous ce rapport, il le cède ou non à l'adulte, surtout si l'on tient compte de la fréquence et du nombre des variations individuelles et si en tout cas il y a des cerveaux d'adulte qui ne sont pas plus riches en circonvolutions ». Kölliker reconnaît que les descriptions et les figures actuelles ne suffisent pas à résoudre la question et n'affirme que le résultat de ses constatations personnelles.

En pareille matière on manque absolument de criterium, car l'écorce chez l'adulte n'a pas un aspect un et typique, mais présente des variations individuelles innombrables quant à la richesse et au nombre des circonvolutions ; leur moindre abondance est généralement regardée comme un arrêt de développement correspondant à un certain degré d'infériorité intellectuelle. On comprend dès lors combien peuvent être différents les cerveaux d'une série de fœtus à terme ; nous devons dire cependant que ce que nous avons vu personnellement ressemblait beaucoup plus à la description de Kölliker qu'aux figures pour nous trop schématisées, de Ecker.

L'apparition des premiers plis est symétrique dans son ensemble, mais cette symétrie ne tarde pas à se troubler légèrement et quant à la date d'apparition et quant à la disposition exacte des parties. Gratiolet pense qu'une trop grande symétrie dans les circonvolutions peut être regardée comme un arrêt de développement et être en rapport avec l'idiotie. Pour cet auteur l'apparition des circonvolutions serait plus précoce sur le manteau de l'hémisphère gauche. Mais cette assertion est contredite par Ecker, et Pozzi a constaté (musée Broca) que tantôt l'un tantôt l'autre hémisphère paraît en avance sur son congénère. Il a vu aussi que des fœtus du même âge, même des jumeaux peuvent présenter un développement très inégal : d'où il ne faudrait sans doute pas conclure à une différence éventuelle dans l'état définitif.

Rüdinger a cru remarquer qu'au moment de la naissance il existait un écart très notable de développement entre les cerveaux masculins et féminins. Kölliker sans partager entièrement cette opinion est porté à lui attribuer quelque valeur. Nous avons constaté plus haut (v. Table de Bischoff) une différence moyenne de 23 gr. au bénéfice des cerveaux masculins pesés dans les deux premiers mois de la vie. Il serait très désirable que l'on poussât plus loin l'étude de la différenciation sexuelle cérébrale.

C. — *Myélinisation.*

La *structure* du cerveau va nous fournir des renseignements plus concluants sur son état d'achèvement aux différentes périodes de la vie fœtale et de la première enfance. On ne connait encore avec quelque précision que le développement de l'écorce et celui de la substance blanche. Mais ce sont justement les parties dont l'état nous importe le plus. Nous ne parlerons pas des ganglions de la base; leur histogenèse est encore obscure ; leur physiologie problématique.

Le moment capital dans le développement de la substance cérébrale, c'est l'apparition de la myéline le long des cylindres d'axe, d'où résulte un changement de l'aspect de la *substance blanche* des centres nerveux qui de grise qu'elle était, revêt alors sa coloration caractéristique.

Vesale le premier distingua dans les centres nerveux une substance blanche et une substance grise. *Sœmmering* (1) remarque que la substance grise est plus abondante chez l'enfant et qu'elle doit par conséquent se transformer en partie en substance blanche. *Les frères Wenzel* dans leur *Anatomie* notent l'absence totale de substance blanche dans des cerveaux de fœtus. *Bichat* confirme cette découverte et déjà il conclut que les fonctions cérébrales ne doivent pas encore exister à cette période de la vie.

Meckel étudie en détail l'apparition de la substance blanche dans son *Essai sur le développement des parties centrales des centres nerveux.*

Voici ses conclusions : Au moment de la naissance, la struc-

(1) *De basi encephali*, 1778.

ture de la moelle est presque achevée; pourtant ses parties inférieures sont encore grises et, d'une manière générale, la substance grise est plus abondante que chez l'adulte. Le cervelet est beaucoup plus avancé que le cerveau. Dans le cerveau il reste encore beaucoup de parties inachevées, l'état définitif n'est constitué qu'au bout de six mois environ.

Ces vues sont très exactes ainsi que nous le montrerons; mais le travail de Meckel ne reçut pas l'attention qu'il méritait. On pensait alors que c'était à une distribution plus abondante des petits vaisseaux que la substance grise devait son aspect et on était porté à n'attribuer à la distinction des deux substances qu'une importance secondaire. *Foville*, *Traité complet de l'Anatomie*, 1834, p. 285, donne une description remarquable de la myélinisation de la moelle. Il faut reconnaître en lui le fondateur de la méthode embryologique en anatomie nerveuse. Il tire par exemple de ses recherches une description très exacte du faisceau qu'on appelle en Allemagne *voie cérébelleuse du cordon latéral* et en France *F. cérébelleux direct*. Il le poursuit dans son passage à travers le bulbe, le corps restiforme et jusqu'à sa terminaison dans le vermis.

Parrot donne un aperçu général de l'apparition de la substance blanche dans l'encéphale.

Pierret s'attache surtout à l'histoire de la myélinisation des cordons spinaux et reconnaît le premier la précocité des *zones radiculaires antérieures et postérieures* à ce point de vue.

Jastrowitz (1) ajoute à nos connaissances quelques détails nouveaux.

Meynert (2) insiste sur l'intérêt que présentent ces recherches au point de vue de la détermination des voies conductives. Il note par exemple qu'au moment de la naissance le pied du pédoncule est myélinisé à l'exception des deux bandelettes extrêmes, interne et externe. Il existe donc là deux faisceaux spéciaux dont le développement retarde probablement *parce que leur fonctionnement en est la condition nécessaire*. Nous

(1) Studien ü. Encephalitis. *Arch. f. Psych.*, Bd II, 2.
(2) Gehirn der Säugethiere, in STRICKER.

reviendrons plus tard sur cet important point de doctrine. Les recherches de Brissaud et Charcot ont appris depuis que de ces deux faisceaux l'interne est celui des *troubles intellectuels*, l'externe le *faisceau sensitif*. Ils possèdent donc une autonomie remarquable parmi les faisceaux du pied du pédoncule et servent en effet à des fonctions d'un ordre supérieur.

Mais c'est *Flechsig* qui a fait faire le plus grand pas à l'étude embryologique des centres. Dans son livre sur *les voies de conduction dans la moelle et l'encéphale* (1) et dans un travail ultérieur (2) il étudie minutieusement l'apparition de la myéline sur un grand nombre de sujets, fœtus ou nouveau-nés, et en tire une description des faisceaux nerveux, principalement ceux de la moelle, à laquelle on n'a rien changé depuis. La première partie de ce travail est la seule qui nous intéresse ici ; nous y avons puisé largement car elle est peu connue en France et résume en somme l'état actuel d'une question très importante. La thèse de Megalhaes (3) n'apporte pas de faits nouveaux, et quant au travail de Fuchs, cité par Vignal, nous avons eu le regret de ne pouvoir nous le procurer à la bibliothèque de la Faculté (4).

Flechsig évalue l'âge de ses fœtus d'après leur longueur, méthode imparfaite malgré une apparence d'exactitude mathématique. Il est bien préférable, selon nous, de tenir compte du témoignage des mères comme le fait Vignal et d'employer la taille comme moyen de contrôle. Il est du reste évident qu'en pareille matière on ne peut prétendre qu'à une exactitude relative.

Les tableaux suivants expriment les tailles moyennes à différentes périodes de la vie intra-utérine.

Le premier est emprunté à Preyer (5).

(1) *Die Leitungsbahnen im Rückenmark u. Gehirn*. Leipzig, 1888.

(2) *Arch. der Heilkunde*, XVIII et XIX (1879 à 1880.)

(3) MEGALHAES e LEMO. *A regeão psychomotriz*. Porto, 1882.

(4) SIGMUND FUCHS. Zur Histogenese der menschlichen Gehirnrinde, in Sitzoberichte der Wiener Academie, LXXIV, 3 Abtheilung.

(5) *Physiologie spéciale de l'embryon*, p. 493 de l'éd. française.

MOIS DE GESTATION	D'APRÈS TOLDT SUR 200 SUJETS	D'APRÈS HENNIG SUR 100 SUJETS	D'APRÈS HECKER	EXTRÊMES (CANUM)
1	1.5.-1.3	0.75	»	0.2-1.5
2	3.5	4	»	0.8-4
3	7	8-4	4-9	2-11
4	12	18.2	10-17	9.5-18
5	20	25.5	18-27	15-28
6	30	35.25	28-34	23-37
7	35	40.25	35-38	33-40.3
8	40	44.3	39-41	36-44.4
9	45	47.2	42-44	42-48.5
10	50	(49)	45-47	45-52

Le second est dû à Ahlfeld, cité par Flechsig. Il a été dressé dans les maternités de Leipzig.

SEMAINES DE GESTATION	MOYENNE	MAXIMA	MINIMA
33	43.88	47.5	36
34	46.7	52	38
35	47.3	53.5	42.5
36	48.3	56	44
37	48.3	54.5	40
38	49.9	60	44
39	50.6	56	46
40	50.5	55	48

On voit dans Preyer, combien les auteurs diffèrent sur le chiffre de la taille du fœtus à terme. Quételet : de 43,7 à 55,5 ; Hecker de 48 à 58. Moyennes : Quételet (Belges), garçons, 50, filles 49,4. Ahlfeld, 50,5. Hecker 51,2 (Haute-Bavière), etc., etc.

Il suffit de parcourir ces tables pour voir combien sont précaires les renseignements qu'on voudrait tirer de la taille. Le poids des fœtus, comme le fait remarquer Flechsig, varie dans des proportions encore bien plus grandes, et ne mérite pas qu'on y attache aucune importance pour la détermination de l'âge.

La myélinisation des centres nerveux est graduelle ; elle se fait à des époques différentes pour les différents faisceaux, et dans chacun d'eux elle exige un certain laps de temps. La coloration blanche n'apparait pas d'emblée sur les coupes, mais on voit d'abord une teinte claire qui tranche sur le fond grisâtre et qui va en s'accentuant peu à peu jusqu'à réaliser le blanc intense du centre ovale ou du manteau de la moelle : ce processus est de longue durée ; il débute peu de temps après la moitié de la grossesse et ne se termine que vers le 5e mois de la vie extra-utérine.

Il se fait, comme on le verra, suivant les lois très précises et ne diffère d'un individu à l'autre que dans d'étroites limites.

Sur un fœtus *de 25 centimètres*, c'est-à-dire d'environ 5 mois (v. les tables), la substance blanche se montre pour la première fois dans les *cordons cunéiformes de Burdach* (*zones radiculaires postérieures* des auteurs français) sur toute la longueur de la moelle et du bulbe jusqu'au niveau des olives.

A 25 et 28 centimètres la myélinisation s'achève dans ces cordons, elle se montre dans le *faisceau longitudinal postérieur* et dans les racines des nerfs *oculo-moteur, facial, acoustique* qui sont envahies suivant un ordre variable.

A 32 c. la teinte blanche se montre dans les cordons antérieurs de la moelle, à l'exception de leur zone la plus interne, et y débute par la région cervicale. Les cordons de Burdach paraissent complètement achevés. Les fibres arciformes sous-protubérantielles analogues au corps trapézoïde des mammifères se myélinisent ainsi que les fibres radiculaires du *pathétique, du moteur oculaire externe* et *du trijumeau.* Le *faisceau longitudinal postérieur* présente un développement considérable.

A 35 c. le cordon antérieur est pris jusqu'à sa terminaison inférieure; première apparition de la myéline dans la région antérieure du cordon latéral (*zone antérieure mixte). Chez un autre embryon plus avancé les *cordons antérieur et latéral droits* présentaient un développement dominant. C'est à ce moment que les coupes de la moelle commencent à donner des renseignements utiles sur le trajet des faisceaux. Dans le *bulbe*, les cordons antérieur et latéral se terminent toujours au niveau des olives. La racine ascendante du trijumeau est blanche. On voit aussi un faisceau blanc apparaître dans le corps restiforme, gagner le cervelet, y contourner le *noyau denté* et se réunir à son congénère au-dessus des *noyaux du toit*. C'est la partie supérieure du *f. cérébelleux direct*. On voit encore dans le bulbe la *racine ascendante commune du système latéral mixte* (Meynert) et les *rubans de Reil* qui semblent se recourber l'un vers l'autre dans la commissure postérieure. L'anatomie d'ailleurs ne les a jusqu'ici pas poursuivis plus loin.

A 35.5 c. sur un fœtus *qui avait vécu 7 jours* et devait avoir environ 7 mois (v. le tableau I) le faisceau cérébelleux direct se myélinisait dans la moelle cervicale, et on voyait apparaître le faisceau décussé qui va du vermis au ruban de Reil.

A 42 c. le faisceau cérébelleux direct s'achève. Le pédoncule cérébelleux inférieur est myélinisé jusqu'à son entre-croisement. La commissure postérieure est bien développée. L'entre-croisement supérieur des pyramides (ent. sensitif des auteurs français, ent. des rubans de Reil pour les allemands) commence à se colorer.

A 44 c. Toute la moelle est désormais myélinisée, à l'exception des faisceaux pyramidaux croisé et direct. Dans le *mésocéphale*, bras des tubercules quadrijumeaux et faisceau du ganglion de l'habénule. Dans le *cervelet* le vermis supérieur tout entier, l'intérieur du noyau denté en partie, *flocculus. Dans le cerveau quelques faisceaux blancs se montrent dans la* capsule interne, les uns avoisinant la couche optique, les autres le noyau lenticulaire.

A 45 c. (le sujet avait vécu 8 jours). On distingue les lames médullaires du noyau lenticulaire et la partie postérieure de son revêtement interne : capsule interne. Dans le pied du pédoncule part un faisceau de 3 millim. de diamètre qui vient se terminer dans la capsule interne au niveau du segment interne du noyau lenticulaire. Quelques taches blanches apparaissent aussi sur les coupes, dans la partie antérieure de la protubérance ; ce sont là les premiers éléments du *système pyramidal*. Dans la *calotte* on distingue maintenant à côté des pédoncules cérébelleux supérieurs les fibres du *champ thalamique* ou *champ moteur de Meynert*. Dans le centre ovale il existe près du faisceau précédemment décrit un second faisceau parallèle. Il paraît émaner de la couche optique et se rend au point d'union des circonvolutions frontale et pariétale ascendante sur l'arête du lobe frontal, c'est-à-dire qu'il aboutit comme son congénère dans la région cortico-motrice du membre inférieur. Un autre tractus blanc se détache de l'angle postérieur du noyau lenticulaire, s'étale contre la paroi externe et inférieure de la corne postérieure dont il en est séparé par 4, 5 millim. de substance grise et se dirige vers l'écorce du lobe occipital.

Un nouveau-né mesurant 51,5 c. présentait le même état.

Un enfant de 51 centim. ayant vécu 2 jours, un autre qui pesait 47 au moment de la naissance et avait vécu 17 jours présentèrent comme particularité intéressante un développement beaucoup plus *complet des nerfs optiques*. Le cervelet était aussi plus avancé, quelques fibres transversales blanches se montraient dans la protubérance.

Un *mort-né* de 54 centim. était plutôt en retard. Ses nerfs optiques n'offraient pas trace de myéline.

Un autre enfant de 54 centim. ayant vécu 4 jours également était plus avancé, *bien que ses nerfs optiques ne fussent qu'incomplètement myélinisés.* Dans la moelle la distinction des cordons tend à s'effacer et le manteau de la moelle prend une teinte blanche uniforme. Dans le cerveau le faisceau occipital, comme chez tous les sujets précédents, est moins avancé que celui que nous avons décrit (à 49,5). Mais de nouveaux faisceaux réunis par des traînées blanchâtres partent les uns du sommet de la pariétale ascendante, les autres de la base de la *frontale ascendante, au voisinage de la troisième frontale* (centre vertical de la face et de la langue).

Un enfant de 53,5, mort à 3 jours, était plus avancé. Dans le lobe frontal on voit des stries blanches sous-corticales qui s'appliquent à l'écorce de la frontale ascendante dans sa partie supérieure, de la pariétale ascendante dans toute son étendue. On reconnaît les *systèmes d'association* de Meynert. En même temps le tractus étendu de la capsule interne au sommet du lobe frontal est plus compact. Il a pris du développement d'avant en arrière ; il correspond maintenant à toute l'étendue des pariétale et frontale ascendantes et à la partie antérieure du lobule quadrilatère (precuneus). Le faisceau postérieur ou occipital envoie une émanation vers le lobule pariétal supérieur et l'inférieur (opercule) ; une autre suit la corne inférieure comme le tronc principal la corne postérieure, c'est-à-dire qu'il la revêt sans border sa cavité. Le corps calleux prend une teinte claire dans la région qui relie entre elles les zones motrices déjà si avancées.

Chez des enfants nés à terme dont *l'un mesurait 50,5 à sa naissance et avait vécu 29 jours*, et dont l'autre avait *vécu 31 jours* : les systèmes d'association de la frontale ascendante se sont complètement développés. Le faisceau moteur du centre ovale s'étend en avant jusqu'aux pieds des circonvolutions parallèles frontales, en arrière à la plus grande partie du précunéus. La myéline s'est étendue dans le corps calleux. La région lenticulo-striée de la capsule interne présente à la coupe des taches blanches.

Un enfant mort à 71 jours mesurait 47 centim. à la naissance : Le faisceau occipital touche maintenant à l'épendyme et se ramifie extérieurement en branches nombreuses qui rayonnent dans les circonvolutions. Son prolongement temporal atteint l'extrémité du lobe correspondant. Le corps calleux n'est encore blanc que dans la région du genou. Le pied du pédoncule paraît extérieurement myélinisé à l'exception de ses zones extrêmes externes et internes. Mais on voit sur le cou que plus de la moitié de sa substance est restée grisâtre.

Un enfant mort à 82 jours mesurait 50 centim. à sa naissance : Un gros faisceau blanc se détache de la partie antérieure de la capsule interne et vient aboutir à la troisième circonvolution frontale. Flechsig ne dit pas, ce qui serait bien intéressant, si l'apparition de ce faisceau se fait d'une manière symétrique.

A 46, 46,5 (sujets ayant vécu l'un 2 jours 1/2, l'autre 9 j.). Début de la substance blanche dans les tractus et les nerfs optiques, dans les bulbes olfactifs. Enveloppe du noyau denté dans le cervelet. L'écorce cérébelleuse ne présente encore que quelques fibres radiées venues du vermis. Le pédoncule cérébelleux supérieur traverse le noyau rouge et atteint la capsule interne au niveau du tiers postérieur de la couche optique. La capsule interne commence à se dessiner. Les lames médullaires du corps strié et la capsule externe sont surtout nettes dans la partie postérieure. Des stries médullaires apparaissent dans la couche optique aboutissant à la capsule interne. Dans le *centre ovale* il existe pour la première fois une masse blanche qui mérite une description spéciale : un mince faisceau part de la partie externe de la capsule interne, ou du bord supérieur du noyau lenticulaire, s'élève en se recourbant en dehors et vient aboutir à la partie supérieure et antérieure de la circonvolution pariétale ascendante, au voisinage de la grande fente interhémisphérique. Dans un cas (chez l'enfant de 2 j. 1/2) ce faisceau s'arrêtait avant d'atteindre l'écorce. La série des coupes a permis de le suivre dans la capsule interne, le pied du pédoncule et jusque dans la protubérance.

Deux autres sujets, l'un de 47,5 qui avait vécu 15 jours, l'autre de 50,5 mort-né, offraient un développement identique. On peut donc penser que cet état s'observe assez souvent chez le fœtus à terme.

A 49,5 un enfant mort-né se montre plus avancé. Il y a encore peu de myéline dans les nerfs optiques et les bulbes olfactifs. Mais les cordons pyramidaux étaient blancs jusqu'au milieu de la moelle cervicale ; les pyramides montraient le même état ; plus haut leurs fibres tranchaient sur les faisceaux transversaux encore grisâtres de la protubérance ; enfin la substance blanche était largement développée dans le pied du pédoncule. Le cervelet restait stationnaire.

Enfants de 140 à 102 j. mesurant respectivement à leur naissance 50 et 51 c. Toute la moitié postérieure du lobe occipital est blanche. Les limites de la substance blanchent se précisent dans le lobe temporal. Le faisceau de la zone frontale est encore indépendant et bien isolé.

Enfant de 105 j. Il existe des systèmes d'association sous-corticaux dans le lobe frontal. De la partie haute antérieure de la capsule interne part un faisceau qui accompagne la corne frontale du ventricule, comme les faisceaux précédemment décrits font pour la corne occipitale et la corne d'Ammon. Très peu de régions conservent désormais le caractère fœtal : elles appartiennent surtout au lobe frontal et à la partie antérieure du lobe occipital et présentent leur plus grande étendue au voisinage de l'écorce. La partie supérieure du pied du pédoncule qui avoisine la substance noire de Sœmmering et qui en provient d'après Meynert est encore grise ; il en est de même de la *voûte à 3 piliers*.

Enfant de 9 mois, présentait un cerveau d'aspect adulte. Ainsi faute d'intermédiaire on ne peut dire avec précision à quelle époque se complète la myélinisation des centres.

Ces données un peu éparses, nous pouvons, à l'exemple de Flechsig, les résumer comme il suit :

La myélinisation marche de la moelle vers le cerveau comme l'ont dit déjà Meckel et Ollivier, d'Angers. Dans la moelle la substance blanche apparait quand le fœtus atteint 25 centim., dans les cordons cunéiformes de Burdach. Puis à 28 centim , 34 centim., c'est le tour des cordons antérieurs de la moelle cervicale supér. (partie postérieure), du faisceau longitudinal postérieur, des fibres radiculaires du moteur oculaire commun, du facial et de l'acoustique.

Un peu plus tard viennent les parties externes du cordon antérieur pour la moelle cervicale inférieure, dorsale et lombaire. Les parties antérieures des cordons latéraux, l'équivalent du corps trapézoïde, le ruban de Reil, le faisceau cérébelleux direct, la partie antérieure du champ moteur interne du bulbe, la racine ascendante commune du système latéral mixte, enfin les racines du moteur oculaire externe, du pathétique, et du trijumeau.

Ainsi chez un fœtus de 35 centim. sont myélinisés tous les conducteurs qui unissent entre eux les centres spino-bulbaires, le vermis et les tubercules quadrijumeaux.

A 38 centim. le blanc apparaît dans la commissure postérieure ; à 44, se myélinisent le reste du vermis supérieur, le flocculus, une partie du contenu du noyau denté, les bras des tubercules quadrijumeaux, toute la commissure postérieure, le faisceau du ganglion de l'habénule, *une partie de la capsule interne.* On reconnaît là les connexions du cerveau moyen et de ses annexes d'une part, d'autre part celles de la couche optique, du corps genouillé interne, des ganglions de la glande pinéale avec la calotte, le bulbe, etc. ; c'est-à-dire principalement les connexions entre le cerveau et le cervelet à travers la *calotte*. En même temps il se développe dans le cervelet des tractus qui partent tous du vermis et des parties voisines.

A 46 centim. Il existe un mince faisceau blanc dans le pied du pédoncule ; quelques fibres longitudinales dans la protubérance ; les lames médullaires postérieures font leur apparition. Dans le centre ovale un tractus étroit s'étend de la capsule interne (ou du noy. lenticulaire) vers le sommet des circonvolutions frontale et pariétale ascendante.

A 49 centim. 51 centim. un faisceau blanc se porte vers la pointe du lobe occipital, le système frontal s'accroit de toutes parts. Les premiers systèmes d'association sont constitués et la myéline apparait dans le corps calleux. La moelle cervicale ne montre plus de différences de coloration, les pyramides changent d'aspect. A 51 centim. la plus grande partie du cervelet est achevée. Ainsi se trouvent complétées : une partie considérable du manteau de la moelle, la substance médullaire du bulbe, du cervelet, de la calotte, des zones interganglionnaires du cerveau, enfin des lobes frontal et temporal, et cela à la fin de la vie intra-utérine.

Pendant la vie extra-utérine ; développement d'une partie des hémisphères et du pied du pédoncule ; les faisceaux se myélinisent un à un et simultanément. Peu de jours après la naissance il n'y a plus de parties embryonnaires dans le cervelet et la protubérance. La myéline est en voie d'accroissement dans les lobes pariétal et occipital.

Plusieurs mois après la naissance s'achève le lobe frontal, c'est vers la fin du 4e mois que les dispositions embryonnaires sont définitivement effacées par la myélinisation rapide du pied du pédoncule et de la voûte à trois piliers.

Flechsig se demande si l'apparition de la substance blanche correspond rigoureusement au développement en longueur. Pour lui la réponse est affirmative, à la condition que l'on ne compare entre eux que des fœtus n'ayant pas vécu, et qu'on ne tienne pas compte de différences de 1, 2 centim. facilement imputables à des erreurs de mensuration. Si l'on se place à ce point de vue on trouve un parallélisme remarquable entre la taille et l'état d'achèvement des centres, jusqu'à ce que celle-ci atteigne environ 46 centim. A partir de ce moment les variations augmentent. Dans cette période une vie extra-utérine de 2 à 3 jours entraîne un développement prématuré des nerfs optiques ; un enfant de 46 centim. né avant terme ne put dépasser à cet égard un fœtus à terme de 54 centim. Mais à une phase plus précoce cette influence des excitants extérieurs ne se fait pas sentir. Ainsi des enfants nés avant terme, le premier de 7 jours mesurant 35 centim. ; le second de 15 jours mesurant 40 centim. ; le 3e de 40 jours mesurant 44 centim., n'avaient pas encore de myéline dans leurs nerfs optiques.

« La question de savoir si une vie extra-utérine prématurée accélère le développement des centres est d'un extrême intérêt; mais le matériel dont nous disposons ne suffit pas encore à la résoudre. »

On voit que bien des renseignements nous manquent sur ce phénomène si important et si facile à étudier de la myélinisation. Il semble qu'on y ait ajouté peu de chose depuis Flechsig ; du moins c'est surtout sur la chronologie et la topographie des faisceaux de la moelle que s'est portée l'attention des observateurs.

Nous citerons seulement à cet égard quelques remarques de M. Hervouet (de Nantes) (1) sur le développement des faisceaux pyramidaux qui rentre très directement dans notre sujet. Flechsig ne tenant compte que de l'aspect microscopique pense que la période embryonnaire est définitivement close entre 4 et 9 mois. Hervouet a vu en étudiant au microscope un certain nombre de moelles d'enfants que, au-dessous de 3 ans 1/2, le faisceau pyramidal n'est pas entièrement développé ; vers 4 ans, il se rapproche sensiblement de l'état adulte, sans cependant l'égaler encore. Avant ce terme les coupes de la moelle montrent, dans les régions pyramidales (directes et croisées, mais surtout dans la pyramide croisée), une abondance plus grande de la névroglie qui forme des mailles délicates plus ou moins serrées.

(1) Étude sur le système nerveux d'une idiote. *Arch. Phys.*, 1884.

Dans ces mailles il y a des points où on ne peut pas distinguer de tubes nerveux, d'autres où on n'aperçoit la section des cylindres d'axe qu'avec les plus forts grossissements. Par endroits il existe des cylindres nus, d'un diamètre variable; auprès d'eux les fibres ne montrent qu'une gaine myélinique très mince; d'autres enfin se distinguent seulement des fibres adultes par leurs diamètres moins considérables. En un mot on prend sur le fait le processus de la myélinisation dans toutes ses phases. Les coupes colorées par le picro-carmin ou l'acide osmique montrent à l'œil nu par les différences de coloration cet état d'inachèvement du faisceau pyramidal et permettent d'en apprécier les phases successives à un point de vue d'ensemble. Hervouet remarque encore que le faisceau croisé n'a pas sur ces coupes la configuration qui lui est assignée en anatomie pathologique, ce qui tient sans doute à ce que en clinique toutes les fibres pyramidales ne sont pas intéressées dans une dégénérescence descendante vulgaire.

Nous retrouverons ces notions plus tard au chapitre de l'anatomie pathologique; on comprend combien elles sont nécessaires pour juger la question des scléroses spinales descendantes dans la première enfance.

D. — *Histogenèse de l'écorce.*

L'*écorce cérébrale* est regardée, surtout depuis la grande découverte de Hitzig et Ferrier, comme l'organe noble par excellence des centres nerveux et le siège de l'intelligence, de la sensibilité, de la mobilité consciente, au moins chez les animaux inférieurs. La description qu'en a donnée Meynert (1) peut passer pour définitive, mais son développement, seul point qui nous importe, est encore en voie d'étude.

Si nous étions exactement instruits des modifications qui se passent dans les cellules des diverses couches de l'écorce vers le moment de la naissance et les premiers temps de la vie, nous jugerions mieux que par tous les renseignements accumulés ci-dessus de l'état des fonctions cérébrales.

(1) Gehirn der Säugeth. In *Strick. Handb.*

Mais nous sommes encore loin de compte.

Les premières recherches dans cette voie sont dues à Fr. Boll (1) dont le travail très complet n'a été que peu modifié dans ses conclusions par les publications de Lubimoff (2), Besser (3), Unger (4), Stricker (4), Magini (5). Mais cette année même M. Vignal, après avoir dans ses travaux antérieurs jeté un jour si grand sur le développement des nerfs et de la moelle, vient d'étudier celui de l'écorce cérébrale en s'aidant de toutes les ressources de la technique histologique actuelle. Il est arrivé à des conclusions très précises et très importantes sur lesquelles nous nous arrêterons un moment.

La paroi des ventricules est d'abord formée de rangées linéaires de cellules étendues de l'épendyme à la membrane basale périphérique qui répond à la surface future de l'écorce. Ces cellules sont d'abord en petit nombre, leurs limites latérales sont bien accusées, tandis que longitudinalement elles semblent se continuer les unes avec les autres. Les figures de karyokinèse se montrent dans la couche épendymaire et attestent que là réside le foyer unique du développement. Puis ce tissu jusqu'ici purement épithélial est pénétré par les capillaires embryonnaires ; à ce moment apparaît la première couche de Meynert, elle est constituée par des fibrilles nerveuses émanées des cellules périphériques, qui s'ordonnent parallèlement à la surface ; en même temps la régularité des *chaînes radiales* est un peu troublée, on peut y distinguer de dedans en dehors 3 assises. 1° La couche sous-épendymaire a gardé la disposition primitive : elle est encore exclusivement le siège des figures de division indirecte. 2° La couche qui la surmonte présente un

(1) Die Histologie u. Histogenese der nerv. Centralorgane. *Arch. f. Psychiatrie u. Nervenkr.*, 1874. Bd. IV, p. 701.

(2) LUBIMOFF. Embryologische und histogenetische Untersuchungen, u. s. w. *Virchow's Arch.* 1864, Bd. LX, p. 217.

(3) BESSER. Zur Histogenese der nervösen Elementartheile. *Arch. f. path. Anat. u. Klin. Med.*, 1866, Bd. XXXVI, p. 305.

(4) UNGER. Unters. ü. die Entwickelung der nerv. Centralorgane. *Sitz. Ber. der Wiener. Acad.* Bd. LXXX, Abth. 3, p. 283. — STRICKER et UNGER. Unt. ü. der Bau. der Grosskirnrinde. *Ibid.* LXXXVIII, Heft. 1 p. 157.

(5) MAGINI. Sur la névroglie et les cellules nerveuses cérébrales chez le fœtus. — *Arch. ital. de Biologie*, t. IX, fasc. 1, p. 59.

caractère épithélial atténué et une moins grande régularité des alignements. 3° La couche supérieure est profondément modifiée, les noyaux d'ovalaires sont devenus arrondis et les cellules, dissociées, se montrent irrégulières, hérissées de prolongements brisés qui devaient les unir aux cellules voisines.

Le tout représente, bien entendu, non pas l'écorce, mais le cerveau tout entier — du ventricule à la pie-mère — qui doit finalement en provenir. L'indépendance de l'écorce, se caractérise lorsque entre la première et la seconde des trois couches que nous venons de décrire, c'est-à-dire très près de l'épendyme, apparaît une bande claire qui représente le rudiment du *centre ovale* et qui s'élargit rapidement. Elle est formée de fibres pâles parallèles, étendues radialement, serrées les unes contre les autres et provenant évidemment des cellules de l'écorce, car on y voit quelques-unes de ces fibres pénétrer dans la couche profonde.

Ce processus s'accomplit vers le 20ᵉ jour chez l'embryon de lapin, qui a dû jusqu'ici être pris comme type. *Chez l'homme* il est réalisé à la fin du 2ᵉ mois ou au commencement du 3ᵉ. Les assises cellulaires successives s'étant à ce moment uniformisées, le cerveau présente 4 couches : *a.* la première couche de Meynert ; *b.* les cellules de l'écorce qui sont encore alignées radialement ; *c.* la substance blanche ; *d.* l'épendyme où les cils vibratiles commencent à apparaître.

Poursuivons maintenant le développement de l'écorce, dans la région psychomotrice choisie comme type par l'auteur. A *5 mois 1/2*, c'est-à-dire à la période où se montrent les circonvolutions, on reconnaît encore les couches précédentes. La première est très nette ; elle mesure environ 150 μ, et contient quelques rares éléments cellulaires. La 2ᵉ se compose encore de cellules alignées ; mais les éléments semblent s'espacer à mesure qu'ils se rapprochent de la profondeur. Quelques-unes de ces cellules, voisines de la substance blanche de la 3ᵉ couche, et disposées sur une seule rangée, sont nettement différenciées. Leur noyau plus volumineux se colore mieux que celui des voisines par l'acide osmique ; il est entouré d'un protoplasma plus abondant, irrégulier. Ces cellules deviendront les *grandes pyramides*, c'est-à-dire probablement les éléments les plus importants de l'écorce.

Chez des fœtus de 7 mois on trouve que les choses ont rapidement marché. La première couche de Meynert mesure 250 µ et contient maintenant un nombre assez grand de cellules. Dans la deuxième couche, les cellules restent disposées en longues séries parallèles, mais elles se sont éloignées les unes des autres, à l'exception de celles qui occupent la région la plus externe et qui restent toujours très serrées. Dans la région profonde on remarque une bande formée par la rangée des grandes pyramides. Au-dessous de celles-ci il existe encore une couche de cellules espacées au milieu de fibres à direction mal définie. A ce moment les vaisseaux sont plus abondants et ne consistent plus seulement en capillaires ; on distingue des artérioles et des veinules. Les cellules nerveuses et les cellules de la névroglie provenant toutes de mêmes éléments névro-épithéliaux, sont désormais faciles à distinguer les unes des autres, même sur les coupes, tandis qu'à 5 mois 1/2 on ne pouvait avoir sur leur nature que des présomptions. Parmi les premières, *les grandes pyramides* sont remarquables par leur protoplasma granuleux, irrégulier, muni de prolongements de même nature que le corps de la cellule et qui sur les éléments dissociés se montrent brisés très près de leur origine, grâce à leur fragilité. Leur noyau est volumineux, rond ou ovale et contient un nucléole et des granulations. Vignal remarque que cet aspect est semblable à celui des cellules de la moelle au 4e mois de la vie fœtale. Les cellules cérébrales présentent donc dans leur évolution par rapport à ces dernières un retard d'environ trois mois. Nous avons vu d'autre part que la myéline apparaît dans la moelle au commencement du 5e mois et dans le cerveau au cours du 8e mois ; soit 3 mois, 3 mois 1/2 de retard également. On peut donc penser qu'il y a un rapport précis entre un certain état d'achèvement des corps cellulaires et l'apparition des gaines myéliniques autour de leurs prolongements. Notons aussi qu'un fœtus de 7 mois tel que celui dont nous venons d'étudier l'écorce est, dans la règle, viable; on conçoit combien aurait d'intérêt l'observation précise de semblables nouveau-nés au point de vue de la physiologie générale. Il paraît évident que le cerveau ainsi constitué et dépourvu de myéline est incapable d'activité et que toutes les fonctions nerveuses dans cette période ambigue et si mal connue relèvent de la moelle ou de centres intermédiaires.

Le cerveau de 8 mois montre déjà les premières traces de la myéline, mais il semble que cette substance n'existait pas dans les parties de la zone motrice que M. Vignal a étudiées. Betz (1) dit que c'est dans la région de l'écorce myélinisée la première que les grandes pyramides se montrent avec le plus d'abondance (et cette région pour lui c'est le lobule paracentral, ce qui est à peu près conforme à l'opinion de Flechsig). Cette topographie du développement cérébral n'a pas été poussée plus loin jusqu'ici. Nous devons cependant admettre que les parties myélinisées présentent une certaine avance sur leurs voisines. A 8 mois donc, et dans les zones où la myélinisation est imminente, l'écorce a peu augmenté d'épaisseur, mais elle s'est développée en surface par la croissance des circonvolutions, et le développement de ses éléments a fait de grands progrès. On distingue maintenant les trois premières couches de Meynert, la 4e et la 5e restant confondue. Dans la 2e couche on voit les petites pyramides qui viennent d'apparaître et qui sont entourées d'un grand nombre de cellules de la névroglie. Au-dessous des grandes pyramides, on distingue au milieu des cellules névrogliques un petit nombre de cellules nerveuses indifférentes. Dès ce moment il n'y a presque plus de cellules nerveuses à l'état embryonnaire; celles de la névroglie sont également bien différenciées. Quelques cellules nerveuses sont extrêmement développées et se rapprochent de l'état adulte; cela est surtout vrai pour les grandes pyramides; on rencontre aussi des petites pyramides bien constituées et des éléments nerveux irréguliers provenant sans doute des deux couches inférieures. Les cellules nerveuses ont un protoplasma mou, finement granuleux, mais pas encore strié et ne présentant pas l'aspect ferme et dense de celui des cellules adultes. Leur noyau est la seule partie résistante. Dans l'ensemble ces cellules sont beaucoup plus rapprochées que chez l'adulte; de cette circonstance et de l'absence presque complète de formes embryonnaires, Vignal conclut qu'il ne se produira plus désormais

(1) *Med. centralblatt*, 1874, n° 37.

d'éléments nerveux, « que leur nombre est dès à présent arrêté pour toute la vie de l'individu ». Il nie complètement qu'une cellule névroglique, malgré la communauté d'origine, puisse se transformer en cellule nerveuse. L'énorme complexité des fonctions cérébrales va donc se *développer dans un nombre immuable d'éléments* et sans doute par la différenciation de plus en plus accentuée de ceux-ci. C'est un point qu'il ne faudra jamais perdre de vue en étudiant la physiologie de l'écorce.

A 9 mois, au moment de la naissance, la myéline a envahi le centre ovale dans une assez grande étendue de la zone motrice, mais elle ne pénètre pas encore au milieu des cellules nerveuses sous forme de fibres arquées. A cela près le cerveau du nouveau-né ressemble beaucoup en ces points à celui de l'adulte. Mais l'écorce n'a pas encore toute son épaisseur. Les cinq couches de Meynert sont maintenant plus visibles, grâce à l'écartement de leurs éléments. La première ne contient plus un aussi grand nombre de cellules : 1° parce que celles-ci restant stationnaires, la substance intermédiaire a augmenté de volume; 2° parce que dans cette couche et parmi les cellules névrogliques il y avait au 5e et 8e mois un grand nombre de cellules lymphatiques qui ont maintenant disparu. Ce point vaut qu'on y insiste : les fœtus nés avant terme ne doivent naturellement pas être considérés comme des sujets normaux; ils sont au moins suspects de quelque maladie intra-utérine qui aura provoqué leur expulsion prématurée; la même remarque ne s'applique naturellement pas aux fœtus à terme qui succombent à une mort violente dans le cours d'un accouchement difficile. Nous touchons donc ici à l'histoire encore extrêmement obscure de l'encéphalite chez le fœtus de l'enfant, sur laquelle nous aurons bientôt occasion de revenir. En tout cas, l'examen de cerveaux d'animaux supérieurs pourra seul trancher la question et décider si cette leucocytose passagère de l'écorce est ou non un phénomène physiologique. La deuxième couche commence par des assises de petites pyramides bien développées. Dans la profondeur elles s'entremêlent de cellules névrogliques nombreuses; ces éléments sont moins tassés qu'ils ne l'étaient et même assez clairsemés vers les parties profondes. Les grandes pyramides sont maintenant disposées moins régulièrement. Les 4e et 5e couches : cellules granuleuses et cellules fusiformes, sont encore à peine différenciées. Remarquons que les systèmes d'association, qui paraissent en rapport avec ces dernières, pour Meynert, commencent à peine à paraître, ainsi que le montre Flechsig. Tous ces éléments cellulaires nerveux sont plongés dans une substance granuleuse qui paraît striée *perpendiculairement à la surface du cerveau* et parsemée de noyaux appartenant, comme les dissociations le montrent, aux cellules de la névroglie. Cette striation est évidemment due à un système de fibres verticales sur lesquelles la myéline va se déposer pour constituer les fibres arquées.

Les cellules nerveuses sont bien développées, quelques-unes présentent déjà dans leur protoplasma la situation décrite pour la première fois par Max Schultze et qui ne deviendra jamais aussi évidente que dans les cellules motrices de la moelle. Cet état d'achèvement est propre aux grandes pyramides ; les petites pyramides ont encore un protoplasma granuleux. Quant aux éléments des 4e et 5e couches, tout ce qu'on peut en dire, c'est qu'ils présentent nettement le caractère nerveux. Quelques-uns d'entre eux ont dans leur protoplasma des vacuoles transparentes plus ou moins nombreuses. S'agit-il d'un état physiologique?

Les cellules de la névroglie sont pourvues de prolongements homogènes excessivement ramifiés qui entraînent toujours avec eux quelques fragments de la substance intercellulaire ayant l'apparence de *givre*. Le corps cellulaire présente des vacuoles en nombre variable, un noyau, un nucléole, des nucléolules. En un mot elles ne semblent pas différer de celles de l'adulte. M. Ranvier a montré, on le sait, que ces cellules de la névroglie cérébrale présentent toujours un état embryonnaire par rapport à celles de la névroglie de la moelle, attendu qu'il ne se développe jamais de fibrilles consistantes et différenciées au sein de leurs prolongements.

Il est intéressant de se référer maintenant à l'étude d'*un cerveau adulte* (supplicié). M. Vignal suit pas à pas et vérifie en grande partie la description de Meynert. L'écorce a augmenté d'épaisseur dans l'ensemble. La 2e couche commence par des assises de cellules névrogliques (contrairement au schème de Meynert); puis viennent les petites pyramides ; un bon nombre de celles-ci se sont intimées parmi les grandes pyramides. La 4e couche est maintenant formée de petites cellules nerveuses, irrégulières, assez nombreuses et de beaucoup de cellules névrogliques (couche granuleuse). Au-dessous d'elle on voit une bande claire dépourvue de noyaux. Puis vient la 5e couche dont les éléments présentent assez souvent une disposition fusiforme. On voit que toutes les parties profondes de l'écorce se sont constituées après la naissance.

Les 4 couches inférieures sont parcourues par des fibres nerveuses à myéline (*fibres arquées*) perpendiculaires à la surface et dont un grand nombre commencent à s'infléchir dès la 5e couche pour devenir plus ou moins transversales.

Les cellules nerveuses présentent désormais *toutes*, la striation de Max Schulze ; celles mêmes des couches inférieures n'en sont pas dépourvues. Toutes ces cellules également possèdent un prolongement cylindraxile ou de Deiters.

Les figures de Vignal montrent peut-être d'une façon plus frappante encore que sa description les progrès réalisés successivement dans l'écorce et l'énorme différence qui sépare le cerveau du nouveau-né de celui de l'adulte. Le volume, la coloration des cellules, l'arrangement des couches, l'abondance de la myéline contribuent à mieux préciser l'état d'évolution de l'ensemble.

Nous ne dirons qu'un mot de l'écorce du *cervelet* dont il a aussi étudié le développement. Les grandes cellules nerveuses connues sous le nom de cellules de Purkinje apparaissent à 6 mois u peu près comme les grandes pyramides du cerveau. Les petits éléments nerveux découverts par Denissenko dans la couche des grains se montrent à 8 mois. A ce moment les grandes cellules sont bien développées et la région dans son ensemble approche assez de l'aspect adulte.

Nous arrivons ici au terme de la partie anatomique de cette étude. On voit combien sont grandes les lacunes de notre connaissance. On le verra mieux encore quand nous aurons exposé les desiderata de la physiologie. Si jetant un coup d'œil d'ensemble sur ces documents un peu épars, nous cherchons à appréciser l'état d'achèvement du cerveau, au moment de la naissance, nous trouvons qu'en certains points des zones motrices de l'écorce : extrémité supérieure des frontale et pariétale ascendantes et lobule paracentral (Flechsig, Betz), les voies de conduction sont myélinisées et qu'elles le sont peut-être, mais pas sûrement, jusqu'aux groupes cellulaires spinaux ; que, *dans la même zone, une seule espèce de cellules*, à la vérité les plus importantes, *est en partie achevée*, par l'apparition de la striation et du prolongement de Deiters. Toutes les *autres couches de l'écorce* en ces points mêmes, *toute l'écorce partout ailleurs*, sont à l'état embryonnaire, et très probablement dépourvues de fonctions.

On conçoit dans quel embarras nous allons nous trouver au point de vue physiologique : d'un côté on ne peut refuser d'une façon absolue un certain degré d'activité à certaines parties de l'organe que nous venons de décrire, et d'un autre tout nous engage à être très réservé dans cette attribution. Bien plus, nos descriptions sont faites sur un petit nombre de sujets et répondent, pour le mieux, aux cas moyens. Mais il est reconnu qu'il peut exister d'un sujet à l'autre des variations assez considérables dans la précocité du développement, à une période où justement celui-ci s'accomplit avec une sorte de précipitation, où il est arrivé à son moment critique.

CHAPITRE II

Physiologie.

Nous allons suivre pour la physiologie du cerveau fœtal et infantile la même méthode que nous nous sommes imposée pour son anatomie : de recueillir et de mettre en ordre tous les documents épars et de tâcher de la faire converger vers une même conception. Mais ici plus qu'ailleurs les contradictions abondent, au moins aurons-nous la satisfaction d'avoir posé d'une façon nette un problème qui ne peut tarder à être résolu. Suivant la méthode ordinaire nous étudierons successivement :

1° L'expérimentation chez les animaux.

2° L'observation chez les animaux.

3° La pathologie unie à l'anatomie pathologique chez l'homme (méthode anatomo-clinique).

4° L'observation chez l'homme : a) à l'état normal, b) à l'état pathologique.

Jusqu'ici une physiologie cérébrale positive doit se borner à l'étude des fonctions de l'écorce ; tout ce qui touche les ganglions est parfaitement obscur. Dans l'écorce même un seul point est assez nettement éclairci, ce sont les fonctions motrices. Nous n'en ferons pas ici l'histoire et nous ne discuterons pas les théories auxquelles elles ont donné lieu ; bien que ces théories aient toutes un lien étroit avec le mode d'établissement de l'activité corticale qui est précisément l'objet de cette étude. A cet égard les vues de Meynert (1) développées plus tard par Exner, nous paraissent extrêmement remarquables et nous ne pouvons nous empêcher d'en dire un mot. Meynert admet que l'écorce

(1) Uber den zweifachen Rückenmarksursprung im Gehirn, 1869, et Clinik der Voderhirnkrankheiten, 1884.

cérébrale est le siège des *images représentatives*, c'est-à-dire un organe sensitif *d'ordre supérieur*; les impressions ne lui parviennent que par l'intermédiaire de *centres inférieurs* (localisés surtout pour cet auteur dans les masses grises de la base) dont elle enregistre en quelque sorte le fonctionnement. A chaque forme de la sensibilité est dévolu un territoire cortical : à l'audition le lobe temporal, à la vision le lobe occipital. La zone motrice, en particulier, et c'est là le côté frappant de la théorie, est le siège du SENS DE L'INNERVATION MOTRICE. Il ne faut pas entendre par là la sensibilité générale des membres, que divers auteurs placent à tort ou à raison dans les régions motrices correspondantes de l'écorce, ni même le sens de la pression et de la traction musculaire (organes musculo-tendineux de Golgi et de Tschirieff), mais la constatation du fonctionnement des centres moteurs proprement dits ; à certains points de vue on pourrait donc appeler cette forme de la sensibilité *sens spinal* pour l'opposer au *sens musculaire* qui dépend surtout des organes musculo-tendineux.

Cela étant, il existe une époque où les fonctions nerveuses sont purement réflexes et ont leur siège exclusif dans la moelle ou dans les centres intermédiaires : cet état est compatible avec des mouvements très complexes et très adaptés.

A un moment donné, les modifications fonctionnelles de ces centres sont transmises à certains points de l'écorce cérébrale qui les enregistrent et en gardent les *images représentatives*, *la mémoire*, et ces images sont de telle nature que leur réapparition, leur exaltation dans l'écorce peut reproduire dans le centre spinal les modifications originelles, d'où résulteront de nouveau les mêmes mouvements. A mesure que ces images représentatives, ces *sensations d'innervation* viennent s'accumuler dans un territoire cortical restreint, elles s'associent naturellement les unes aux autres et forment des combinaisons d'une complexité croissante. Ainsi se poursuit l'éducation des centres moteurs, et à la motilité réflexe vient se superposer la motilité cérébrale ou volontaire qui émane, il ne faut pas l'oublier, d'un organe essentiellement sensitif.

Dans cette hypothèse, le fonctionnement prolongé de la moelle est la condition nécessaire de l'éducation et du fonctionnement cérébral; les données anatomiques cadrent bien avec cette façon de voir, la physiologie aussi, dans une certaine mesure. Mais on éprouvera quelque difficulté à faire rentrer dans cette formule la physiologie de certains animaux qui passent en quelque sorte directement de l'état fœtal à l'état adulte, et qui, au moment de la naissance possèdent presque tous les mouvements appropriés qu'ils auront plus tard : le poulet, par exemple, ou si l'on ne veut pas sortir des mammifères, le cobaye.

Or, il va sans dire qu'une telle hypothèse pour garder sa portée doit être d'une application générale. Nous lui attribuons, quant à nous, une grande valeur sans croire qu'elle embrasse toute la réalité. Elle pèche surtout en ce qu'elle ne tient pas un assez grand compte de l'hérédité, de l'éducation de l'espèce; canevas primitif plus ou moins achevé sur lequel se dessine l'éducation de l'individu.

A. — EXPÉRIMENTATION SUR LES ANIMAUX

Motilité corticale.

Après que Fritsch et Hitzig (1871), Ferrier (1873), Carville et Duret (1874), eurent déterminé par l'excitation électrique de l'écorce l'existence et la répartition des centres moteurs chez bon nombre d'animaux, Soltmann (1875) pensa à appliquer la même méthode au cerveau d'animaux nouveau-nés. Son travail est très complet et n'a pas été sérieusement contredit jusqu'ici (1).

Sur des petits chiens (narcotisés) l'électrisation des parties reconnues pour motrices chez l'adulte ne peut provoquer aucun mouvement avant le 10e jour, quand les yeux sont déjà ouverts depuis deux jours.

Mais, dès le septième jour, l'excitation de la capsule interne mise à nu produit des mouvements dans les membres du côté opposé. On sait (V. Flechsig) que la myéline se montre dans

(1) Experimentelle Studien ü die Functionen des Grosshirns der Neugeborenen. Jahrb. f. Kinderheilkunde, 1875; B. IX, S. 106.

la capsule interne plus tôt que dans les zones sous-corticales, au moins en est-il de même chez l'homme. Au dixième jour, apparaissent les mouvements de la patte antérieure; deux ou trois jours plus tard, ceux de la patte postérieure et des muscles masticateurs. Mais, vingt jours après la naissance, on n'obtient pas encore les mouvements de la queue et du tronc, qui sont très faciles à provoquer chez l'animal adulte. Dès leur apparition, les centres moteurs occupent, au voisinage du gyrus sygmoïde, leur situation caractéristique; seulement, ils semblent posséder des territoires plus étendus que ceux qui leur appartiendront plus tard. Exner a tiré parti de ce fait pour appuyer sa théorie des *champs moteurs absolus* et des *champs moteurs relatifs*, qu'il serait oiseux d'exposer ici. Mais cette diffusion des territoires moteurs est de peu de durée : après le 16e jour, ils sont déjà réduits à leur étendue définitive.

Soltmann a également fait usage de la méthode inverse des *destructions*. Chez un chien adulte, la destruction d'un centre cortical, pour peu qu'elle soit étendue, détermine dans les membres ou groupes musculaires correspondants, non précisément une paralysie, mais une espèce d'ataxie passagère; au bout de un à deux mois, l'animal est revenu à l'état normal. Chez des petits chiens au-dessous de dix jours, l'ablation d'une partie notable des hémisphères ne se traduit extérieurement par aucun trouble appréciable de la motilité, *ni immédiatement, ni tardivement*.

Ces animaux ne diffèrent pas, à cette période, de leurs congénères sains, lesquels possèdent, au reste, bien peu de mouvements adaptés. Éloignés de leur litière, ils ne cherchent pas à y revenir et se traînent au hasard sur le sol, souvent avec un mouvement de manège. Ceux qui ont subi des mutilations ne se comportent pas autrement; du reste, ils tettent fort bien, et exécutent des mouvements de succion, si on leur présente le doigt ou le bout d'un bâton. A partir du dixième jour, on pourrait penser que l'absence de centres corticaux, pour une moitié du corps, entraîne, au point de vue de la motilité, de graves désordres; il n'en est rien. Un chien qui avait été privé de la totalité d'un hémisphère, et qui eut une survie assez longue, ne paraissait pas s'en ressentir. Au reste, il faut remarquer que l'on peut priver un chien, même adulte, d'un de ses hémisphères, sans que sa vie soit compromise. Soltmann pense qu'il doit se développer dans l'hémisphère sain des centres supplémentaires, et que celui-ci doit s'hypertrophier, pour suffire à cette double tâche. Ces vues soulèvent plus d'un problème intéressant ; par exemple, nous savons que, d'après Vignal, le nombre des éléments cellulaires de l'écorce ne semble pas s'accroître après la naissance. Toute cette seconde partie des expériences de Soltmann : mutilations cérébrales chez les animaux nouveau-nés, ne paraît pas avoir été reprise jusqu'ici, malgré l'intérêt singulier qu'elles présentent.

Tarchanoff (1) a étudié le développement des centres corticaux chez le lapin. Ici l'écorce ne devient excitable que vers le douzième et treizième jour qui suit la naissance. Les premiers mouvements que l'on provoque sont ceux des muscles masticateurs ; peu après se développe la motilité de la patte antérieure, et, deux ou trois jours plus tard, ceux de la patte postérieure. Ainsi, comme chez le chien, le centre du membre antérieur précède dans son développement celui du membre postérieur. La même question se pose chez l'homme, et nous verrons qu'elle n'est pas facile à résoudre.

Tarchanoff a eu l'idée de poursuivre ses recherches chez des cobayes nouveau-nés, c'est-à-dire chez des animaux dont les fonctions nerveuses sont beaucoup plus développées, au moment de la naissance, que chez le chien et le lapin. Les cobayes naissent, en effet, avec les yeux ouverts, et leur locomotion est parfaite d'emblée, aussitôt qu'ils viennent au monde. Or, en opérant chez des cobayes de un à cinq jours, cet auteur a trouvé sur l'écorce des points déterminés, dont l'excitation électrique produisait des mouvements nets et localisés dans les muscles de la mâchoire, du membre antérieur et du membre postérieur. Il a même obtenu des réactions motrices identiques chez des fœtus pris dans l'utérus maternel.

La valeur de ces expériences a été contestée par Marcacci, Lemoine et Joseph Paneth. Ce dernier auteur attribue surtout

(1) Les centres psycho-moteurs des animaux nouveau-nés. *Gaz. Médicale*, 1878, page 386.

le défaut apparent d'activité des centres corticaux à l'anesthésie par la morphine ou le chloral, à l'épuisement produit par les opérations préliminaires; mais ces objections sont écartées par les vérifications de Varigny et celles de François Franck. Ce dernier, dont la compétence expérimentale est bien connue, s'est entouré des plus grandes précautions pour éviter l'excès d'anesthésie et le choc opératoire. Il fait, de plus, remarquer que les expériences de Tarchanoff sur les cobayes, bien que pratiquées dans les mêmes conditions que celles qui ont porté sur le chien ou le lapin, ont donné des résultats opposés, ce qui établit bien la valeur des dernières. Il ne s'agit pas, d'ailleurs, de résultats isolés, mais de longues séries d'expérimentations poursuivies avec un succès constant.

Bekhtereff (de Kazan) est revenu sur cette question (1), et a répété les expériences fondamentales de Soltmann et Tarchanoff. Il trouve que le développement des centres moteurs, chez les chiens nouveau-nés, est loin de s'effectuer dans des délais toujours uniformes.

L'époque de leur apparition n'est nullement en rapport avec celle de l'ouverture des yeux. Ils se montrent successivement, ceux des membres avant ceux de la face, ceux-ci avant les centres des muscles du dos et de la queue. Ils occupent, dès lors, à peu près les mêmes régions que ceux de l'animal adulte; seulement, chez celui-ci, ils sont mieux différenciés les uns des autres et commandent à des groupes musculaires plus restreints. Ces centres jeunes s'épuisent très vite, même sous l'influence d'une excitation médiocre. D'autre part, il est impossible, si violent que soit le courant excitateur, de provoquer des convulsions générales épileptiformes, qui sont faciles à obtenir chez le chien.

M. Quinquaud (communication orale), a montré qu'en se plaçant dans des conditions expérimentales favorables on peut avancer de plusieurs jours les premières manifestations de l'excitabilité corticale chez les jeunes chiens. Il pense que le désaccord entre les auteurs tient à ce que les conditions de l'expérimentation n'étaient pas spécifiées avec une rigueur suffisante.

(1) *Arch. Slaves de biologie.* Tome II, 2e fascicule, page 191, 1886.

Il reste à déterminer l'état de développement anatomique du cerveau, qui correspond à l'apparition des centres moteurs corticaux. Soltmann invoquait l'absence de gaine myélinique dans les nerfs des hémisphères. Tarchanoff attribuait l'inexcitabilité de l'écorce à l'absence de cellules motrices. Bekhtereff penche pour la première explication; il fait remarquer que l'excitabilité se manifeste à une époque à laquelle les cellules pyramidales sont loin d'avoir atteint leur complet développement; que, d'autre part, son apparition coïncide avec le développement de la myéline dans les fibres du faisceau pyramidal, et enfin qu'elle augmente progressivement, à mesure que cette myélinisation fait des progrès. Nous pensons que la topographie de l'apparition de la myéline, chez les animaux de laboratoire, demande à être plus complètement connue, et doit être comparée, pas à pas, avec les résultats de la physiologie expérimentale. Alors seulement on pourra être fixé sur la valeur fonctionnelle des gaines nerveuses, et on sera autorisé à tirer des conclusions de l'état qu'elles présentent chez l'homme, spécialement au moment de la naissance.

Sensibilité corticale.

Nous voulons aussi dire un mot d'une autre fonction moins étudiée de l'écorce : l'action inhibitive, ou influence modératrice des réflexes. L'excitation électrique des zones motrices entrave la production des réflexes chez les mammifères adultes, réalisant ainsi une des manifestations principales de la *volonté.* Simonoff (1866) avait réussi cette expérience chez des chiens âgés de quelques semaines; Soltmann vit, au contraire, que, dans les premiers jours de la vie, une semblable excitation laisse subsister les réflexes sans modification. De même, les excitations périphériques fortes, qui dépriment les réflexes chez les animaux adultes, demeurent sans effets chez le chien nouveau-né. D'autre part, Tarchanoff obtint des résultats contraires chez les cobayes récemment nés, ce qui s'accorde avec ce que nous savons de la physiologie de ces animaux. Preyer (1), qui a exa-

(1) *Loco citato*, page 420.

miné très curieusement les petits cobayes, confirme les conclusions expérimentales de Tarchanoff. Un animal naissant dresse les oreilles, dès qu'éclate un bruit fort. Si on le pince, si on le suspend brutalement par la nuque, ce réflexe s'atténue immédiatement, presque aussi bien que chez l'adulte, ce qui prouve que les excitations fortes ont déjà une action inhibitive, dont l'écorce doit être l'organe.

Mais cela démontre, à plus forte raison, que les excitations parviennent jusqu'à l'écorce, car celle-ci est le seul centre connu pour l'inhibition des réflexes. Nous voyons donc apparaître ici le premier phénomène indéniable de la *sensibilité cérébrale*, et nous sommes en possession d'une méthode qui, convenablement appliquée, pourra quelque jour nous permettre de fixer la date de l'apparition des fonctions sensitives dans l'écorce, dans chaque espèce animale, et particulièrement pour l'homme.

A un autre point de vue, l'influence inhibitive du cerveau, ses variations, sa suspension constituent des notions primordiales pour la doctrine des convulsions de l'enfance, dont nous dirons un mot vers la fin de ce travail.

B. — OBSERVATION DES ANIMAUX NOUVEAU-NÉS ET DES FOETUS

L'insuffisance de nos connaissances anatomiques sur le développement comparé des centres nerveux rend peu applicables à l'homme les conclusions que l'on voudrait tirer de l'observation des animaux, à l'état de fœtus ou de nouveau-nés.

Au moment de la naissance, l'état d'avancement des fonctions cérébrales varie dans de très larges limites, d'une espèce à l'autre, alors même qu'il s'agit d'espèces voisines, comme le lapin et le cobaye. Pour ne citer que les mammifères, on sait que, chez les didelphes, les petits naissent avec un développement général tout à fait rudimentaire, et sont réduits, pendant une longue période, à des mouvements de succion. Parmi les animaux de laboratoire, le chien et le lapin occupent une place intermédiaire : ils naissent avec les yeux fermés, et la marche n'est pas chez eux, une fonction constituée. La plupart des grands mammifères : le cheval, le bœuf, sont au contraire, dès leur naissance, en état de se tenir debout; le développement général de leur corps est en rapport avec cette précocité.

Le cobaye, qui nous intéresse particulièrement ici, naît couvert de poils, armé de dents, sa marche ne diffère pas de celle de l'adulte; et, en quelques jours, il cesse de teter et adopte le régime végétal. On voit même assez souvent les petits cobayes sortir en rampant du vagin de la mère; d'autres se débarrasser des membranes de l'œuf en les piétinant.

Preyer a poursuivi une série d'expériences très curieuses sur les fœtus de cobayes, qu'il retirait de l'utérus par l'incision, ou dont il provoquait l'avortement. Sa méthode la plus usuelle consistait à extraire les petits animaux de l'utérus, en respectant le cordon ombilical, et à les étudier dans un bain d'eau salée tiède, dont on les retirait à moitié pour les électriser. Nous citons ces résultats brièvement, attendu que cet animal est très peu comparable à l'embryon humain.

La femelle du cobaye porte environ dix semaines. Les mouvements des membres et du tronc de l'embryon débutent probablement dans la troisième semaine et existent certainement au cours de la quatrième. A ce moment, l'embryon pèse en moyenne 0,60 centigrammes et les membres ne sont qu'ébauchés. Ces mouvements, d'abord *spontanés* (1), deviennent *réflexes* dès la cinquième : à ce moment, on obtient déjà, par des excitations fortes, des convulsions des quatre membres (par exemple chez un embryon pesant 1 gramme 59).

C'est également dans la même semaine que l'on peut observer les premières tentatives d'inspiration. Les mouvements de déglutition se montrent quelques jours plus tard (sixième semaine). Toutes ces fonctions se développent rapidement. Dans la huitième semaine, par exemple, Preyer observe des mouvements de la langue, du mâchonnement, des tentatives de grattage avec les pattes, et les paupières entr'ouvertes se ferment sous l'influence de la lumière. Dans la neuvième semaine, un son violent provoque déjà le redressement des oreilles, et l'animal diffère peu de ce qu'il sera dans la dixième semaine, c'est-à-dire

(1) V. pour la signification de ce mot, le paragraphe de la Physiologie humaine.

au moment de la naissance. Malgré ce développement si précoce, on a la plus grande peine à conserver vivants des fœtus que l'on a obtenus avant terme, jusqu'à la 9e semaine. Nous ne croyons pas que, chez aucun animal, on ait jusqu'ici étudié d'une façon aussi méthodique et suivie le développement progressif de la motilité.

Quant à la *sensibilité*, il suffira de renvoyer à la fin du paragraphe précédent.

C. — MÉTHODE ANATOMO-CLINIQUE CHEZ L'HOMME

I. — *Mutilations obstétricales.*

L'expérimentation est une ressource qui nous fait naturellement défaut chez l'homme ; cependant on peut en trouver l'analogue dans les cas de céphalotripsie. Il arrive assez souvent qu'après cette opération les mouvements du fœtus d'origine bulbo-spinale persistent pendant un temps variable ; mais l'attention des observateurs ne parait pas s'être fixée sur ce point, que nous tenions à signaler. La méthode anatomo-clinique, ici comme ailleurs, se substituerait avec avantage aux mutilations des physiologistes, si le matériel de faits était plus riche. Nous allons voir que les autopsies de fœtus et de nouveau-nés ayant succombé à des lésions cérébrales sont encore bien rares.

II. — *Monstruosités.*

Une première classe de faits comprend les monstruosités. Dans les recueils tératologiques, on trouve peu de renseignements sur la motilité des monstres. En général c'est à peine si l'on note la durée de leur survie.

On sait que depuis I. Geoffroy-St-Hilaire, la qualification d'*anencéphale* est réservée aux fœtus dépourvus à la fois de cerveau et de la moelle épinière, et celle de *dérencéphale* à ceux qui ne possèdent que la moelle dorso-lombaire.

Ces monstres, dépourvus de centre respiratoire (moelle cervicale), ne semblent pas pouvoir survivre à l'accouchement. On cite cependant des cas fort singuliers : V. Portal (1) a vu un dérencéphale mourir, un quart d'heure après l'accouchement, avec de violentes convulsions.

Un anencéphale, observé par Fauvel (2), aurait vécu deux heures, et donné « quelques signes de sentiment en recevant le baptême ». Celui de Sûe l'ancien (3) mourut après sept heures ; celui de Malacarne (4) au bout de douze heures, celui de Méry (5) au bout de vingt et une heures, après avoir pris de la nourriture.

Duplay, qui rapporte ces cas, admet que, chez ces monstres, les phénomènes de nutrition « sont entretenus et s'accomplissent uniquement par l'action du système ganglionnaire (6) », supposition qui nous est aujourd'hui interdite. Tous ces faits sont anciens et la constatation anatomique n'a évidemment pas été faite avec un soin suffisant. Les mouvements de respiration et de déglutition supposent nécessairement l'intervention de centres cervicaux et bulbaires.

Les monstres privés seulement de cerveau ou d'encéphale offrent plus qu'un intérêt de curiosité ; ils répondent aux qualifications de *pseudencéphales*, etc., d'Is. Geoffroy-Saint-Hilaire et d'*hémicéphales* des auteurs plus récents (Ahlfeld). Ici encore nous sommes en présence d'observations anciennes. Un fœtus d'Emmerich (7), « dont la tête était remplacée par une masse ressemblant à de la chair, » avait vécu quatre jours et s'était remué. Un fœtus de Lavergne avait à l'endroit du cerveau « une masse d'un rouge clair, semblable à une tumeur » ; il possédait les deux tiers inférieurs du cervelet et la moelle cervicale. Il poussa quelques cris faibles en naissant, respira assez franchement, remua les jambes, et vécut trois jours et demi, sans pren-

(1) *Ann. des sc. nat.*, tome 13, p. 233.
(2) *Hist. de l'Ac. des sc.*, 1711, p. 26.
(3) *Ibidem*.
(4) *Ibidem*.
(5) *Ibidem*.
(6) DUPLAY. Art. *Anencéphale*. in Dict. Dechambre, 1866.
(7) 1667.

dre de nourriture. Strahler, en 1831, vit un hémicéphale au bout de trente-huit heures, mourir de convulsions, sans avoir pris de nourriture. La moelle dorsale et cervicale était normale.

Lallemand (1) raconte l'histoire d'un enfant sans cerveau né presque à terme et qui vécut trois jours : il criait fort, tetait, déglutissait, il remuait les membres et fléchissait les doigts quand on lui mettait quelque chose dans la main. A l'autopsie on ne trouva pas de cerveau, mais le bulbe et le pont de Varole existaient. William Lawrence (2) vit un enfant acéphale complètement dépourvu de cerveau, qui vécut 5 jours, s'agita d'abord avec rapidité et devint tranquille. Il prit de la nourriture.

Des cas intermédiaires comportent l'absence du bulbe et d'une partie plus ou moins étendue de la moelle cervicale. Tels sont les faits intéressants de Lussana (3). Un premier fœtus naît vivant au commencement du neuvième mois, mais il n'a pas de mouvements respiratoires, et son cœur, qui battait, s'arrête au bout de deux minutes. L'encéphale tout entier faisait défaut, la moelle commençait au niveau du premier trou vertébral. Le second, né dans le huitième mois, garda les battements du cœur pendant vingt minutes ; il ne respira pas et ne cria pas ; à l'autopsie, pas d'encéphale ni de moelle cervicale.

S'il faut nous risquer à tirer de ces trop rares observations une conclusion ferme, nous dirons qu'un fœtus, privé d'hémisphères, peut présenter une survie assez longue (quelques jours) et être capable de respirer, de teter, de déglutir, de crier, de remuer ses membres. En somme, l'état de ses fonctions nerveuses ne diffère guère de celles d'un fœtus viable né à sept mois, ou d'un jeune chien au moment de la naissance. La conservation du mésocéphale et du bulbe est favorable à cette survie, dont on ne saurait dire qu'elle constitue la règle, et qui est, du reste, bien précaire. En effet, ces monstres succombent toujours à bref délai, souvent à la suite de convulsions généralisées dont la cause nous reste inconnue.

(1) *Obs. pathol. propres à éclaircir plusieurs points de physiologie*, 1825.
(2) *Med. chir. transact.*, 1814, vol. 5.
(3) *Schmidt's Jahrsb.*, 1862, page 31.

III. — *Lésions limitées.*

L'interprétation des lésions et des symptômes chez le fœtus et le nouveau-né est une tâche très délicate, surtout en matière de centres nerveux. Une première catégorie de faits comprend les cas où une lésion considérable entraîne la mort à très brève échéance. Les symptômes éventuels de la lésion sont alors masqués par le choc traumatique, et l'observation n'est pas utilisable; tout au plus, prouve-t-elle que le centre lésé n'est pas dépourvu de réactions fonctionnelles, au moins sous leur forme la plus élémentaire.

C'est ce qui arrive dans les grandes hémorrhagies cérébrales ou les grands traumatismes crâniens de l'accouchement; par exemple : l'enfant naît en état de mort apparente, ou, si on le ranime, il succombe au bout de quelques heures. Quelquefois la mort est précédée de convulsions, comme dans les observations IV et V de Sarah Mac Nutt (1). Ces convulsions, nous ne sommes pas plus en droit de les attribuer au cerveau que celles des hémicéphales. Voilà donc une première classe de faits à écarter.

D'autre part, il est avéré qu'un grand nombre d'enfants succombent après l'accouchement, sans avoir présenté de symptômes qui annoncent une lésion cérébrale, et cette lésion est cependant découverte à l'autopsie. Ainsi Parrot (2) rapporte trente-quatre cas d'hémorrhagies encéphaliques datant de la naissance et ayant entraîné la mort dans un délai variable; trois fois seulement il existait des convulsions, deux fois du coma et des contractures. Par conséquent, dans vingt-neuf cas, soit une proportion de 85 pour cent, les lésions étaient restées muettes jusqu'au moment de la mort.

On serait tenté d'en conclure, conclusion légitime dans une certaine mesure, que les fonctions cérébrales n'existent pas chez le nouveau-né. Mais, à cette première série, composée de faits

(1) *The american jour. of Obstetrics,* 1885, p. 73.
(2) Hémorrhagie encéphalique chez les nouveau-nés. *Arch. Tocol.*, 1875.

négatifs, s'en oppose une autre où les symptômes moteurs ont été observés avec une grande netteté. Elle est beaucoup moins nombreuse, et nous allons citer tous les cas que nous avons pu recueillir, sans prétendre épuiser la liste.

OBSERVATION I (abrégée) de VALLEIX (1).

Hémiplégie gauche totale temporaire.

Enfant né après un travail un peu long. Pas d'asphyxie, mais il existe un céphalématome.

Hémiplégie gauche de la face et des membres, la paupière supérieure gauche ne peut se fermer complètement. « La commissure « droite est fortement tirée pendant les cris, pendant les mouvements « respiratoires ; si on approche l'enfant d'une lumière vive, il n'appa- « raît de rides au front que du côté droit. La joue est flasque, sans « mouvements, un peu œdématiée. »

La paralysie du reste du corps est moins complète et d'autant moins marquée que l'on s'éloigne des parties supérieures. Ainsi, l'enfant étant dépouillé, tandis que le côté droit se contracte avec énergie, que la main de ce côté saisit avec force tout ce qu'on lui présente, et qu'on a de la peine à étendre sur la jambe, la cuisse fortement fléchie sur le bassin ; du côté gauche, le bras se meut très lentement, l'avant-bras se fléchit à peine sur le bras, les doigts se rapprochent très faiblement, la cuisse demeure presque toujours étendue et il suffit des plus légers efforts pour s'opposer aux contractions imparfaites qui ont lieu de ce côté. Il me semble n'y avoir aucun trouble du côté des sens.

Au quinzième jour, l'enfant mouvait ses membres comme les autres ; il n'y avait pas de différence dans le jeu des membres, peut-être un peu moins de force du côté gauche. La paralysie faciale était en voie de guérison. Enfin, quarante jours après sa naissance, il ne gardait plus qu'un petit tiraillement de la commissure des lèvres.

Mort de pneumonie au quarante-cinquième jour.

AUTOPSIE. — Dans la couche optique gauche, à sa base « et au point d'union avec le corps strié », c'est-à-dire dans la branche postérieure dans la capsule interne, il existe une déchirure de la substance cérébrale formant une espèce de sillon courbe placé horizontalement, long de 4 lignes, large d'une ligne et demi à son centre. Son intérieur

(1) *Clin. des mal. des nouveau-nés.* Paris, 1838.

est parcouru par quelques vaisseaux sanguins, ou débris très fins et linéaires de vaisseaux. En le fendant dans sa longueur, il est facile de reconnaître les restes d'une cavité revenue sur elle-même. Il y a dedans un très petit caillot, libre d'adhérence. Au pourtour de ce sillon et dans l'étendue de quelques lignes seulement, la substance cérébrale est molle et de couleur jaune bleuâtre (*sic*). Cette teinte jaune s'irradie en décroissant successivement d'intensité dans tout le corps strié et va gagner la couche optique. Un piqueté de la substance cérébrale existe sur une étendue de quelques lignes au pourtour de cette altération. Le reste des centres nerveux ne présente rien à noter.

REMARQUE. — Cette observation présente un intérêt capital, à bien des égards. Pour le sujet qui nous intéresse ici, notons : 1° que la lésion siégeait évidemment dans la capsule interne, c'est-à-dire dans une région qui est myélinisée (V. Flechsig) avant les zones sous-corticales, et qui est excitable chez le lapin (V. Soltmann) trois jours avant l'écorce elle-même : ainsi, à prendre les choses strictement, cette observation n'a pas trait aux fonctions de l'écorce et ne prouve pas leur précocité; 2° que la paralysie faciale comprenait l'orbiculaire des paupières (facial supérieur), contrairement au tableau de l'hémiplégie classique. Nous ne tarderons pas à revenir sur cette circonstance singulière à première vue.

OBSERVATION II (SARAH MAC NUTT, Obs. VIII, abrégée) (1).

Monoplégie brachiale.

Présentation du siège. Travail lent et pénible. On met dix minutes à dégager la tête. L'enfant naît en état de mort apparente. Quand on le ranime, *le bras droit* est paralysé. Pas de convulsions.

Mort de cachexie, au bout de huit jours.

A l'AUTOPSIE, on trouve, sur la convexité de *l'hémisphère gauche*, un large caillot sanguin, qui s'étend en arrière jusque dans la fosse cérébelleuse. Il y a également deux caillots dans la moelle, le plus inférieur descend jusqu'au renflement lombaire.

REMARQUE. — L'existence de lésions spinales dont la topographie n'a pas été relevée, enlève quelque valeur à la localisation corticale, que nous sommes cependant enclins à accepter. Quant à admettre l'existence d'une monoplégie brachiale, dissociée, nous y trouvons de grandes difficultés, comme on le verra par la suite. En tous cas, une

(1) *Ibid.*

paralysie faciale peut exister et être difficile à découvrir, comme l'a dit déjà Landouzy le père. Tant que l'enfant est au repos, l'asymétrie n'est pas apparente ; elle ne se manifeste que pendant les cris, etc...

Observation III (Sarah Mac Nutt. Obs. IX, abrégée).

Hémiplégie faciale convulsive.

Présentation du siège. Trente-six heures de travail, extraction difficile. L'enfant naît très cyanosé. Ensuite éclatent des convulsions portant uniquement sur le *côté gauche* de la face ; l'œil et la bouche sont tournés à *gauche*. Les membres ne présentent rien de particulier.

A l'Autopsie, on découvre un caillot médiocre dans la fosse cérébrale moyenne *gauche*, dans la région de la base.

Remarque. — Ici la localisation de la lésion ne répond guère aux symptômes. Il faut pourtant retenir le fait de convulsions faciales hémilatérales, et, par conséquent, dont l'origine corticale est très probable, mais non encore certaine. On notera également la déviation des yeux.

Observation IV (Sarah Mac Nutt. Obs. X, abrégée).

Hémiplégie croisée.

Présentation du siège. Accouchement normal. Le jour qui suit la naissance, la respiration est irrégulière. Au quatrième jour, surviennent des convulsions bilatérales de la face et des membres. A chaque effort de déglutition, la cyanose paraît imminente. Au onzième et douzième jour, ces convulsions cessent, le petit malade est en stertor, il crie dès qu'on le touche. A ce moment, il y a déjà diminution des mouvements du côté gauche de la poitrine? Au quinzième jour, l'*hémiplégie gauche est totale. L'œil gauche reste continuellement ouvert.* Les membres du côté opposé sont contracturés ?

A l'Autopsie, le liquide céphalo-rachidien existe en quantité surabondante, tant sous l'arachnoïde que dans les ventricules. *A droite* sur la convexité, on voit un large épanchement coagulé, qui s'étend du lobe frontal au lobe occipital, du corps calleux à la branche horizontale de la scissure de Sylvius. Le maximum des lésions occupe la région rolandique ; là, les circonvolutions sont détruites et l'épanchement pénètre, à travers les ganglions réduits en bouillie, jusque dans le ventricule, dont il envahit partiellement la cavité.

Remarque. — Cette observation est la seule, avec celle de Valleix, dont la valeur soit incontestable. Il paraît certain que l'épanchement existait au moment de la naissance (Mac Nutt établit précisément dans son travail que les hémorrhagies de la convexité appartiennent à la présentation du siège). On peut donc penser que dans le cas, présent : 1° les centres corticaux ne présentaient vers le moment de la naissance qu'un degré minimum d'activité ; 2° que les conditions d'équilibre entre l'écorce et les centres spinaux, dont la rupture a pour effet l'hémiplégie, n'étaient constituées qu'à partir du quinzième jour. Expliquons-nous. Un enfant né à 6 mois de grossesse est évidemment dépourvu de centres corticaux : cependant on ne peut pas dire qu'il soit paralysé ; en d'autres termes, sa motilité n'est pas comparable, pas exemple, à celle du côté hémiplégique de l'enfant dont l'histoire précède et de ceux que nous allons bientôt étudier. Et pourtant, il est réduit, comme eux, à l'usage de ses centres spinaux, dont l'activité se traduit d'une façon bien différente. Quelque forme qu'on donne à la doctrine pathogénique de la paralysie d'origine corticale, il faut bien admettre ici que la moelle du nouveau-né hémiplégique diffère de celle du fœtus avant le développement de l'écorce, et ce changement d'état ne peut reconnaître d'autre origine que le développement même de l'écorce et des conducteurs correspondants. Il se constitue ainsi, entre ces deux organes superposés, un état d'équilibre dynamique auquel nous faisions allusion plus haut. Cet équilibre rompu, la moelle ne redevient pas ce qu'elle était primitivement : Son fonctionnement est *défectueux, pathologique* ; la paralysie est constituée. — Remarquons enfin que, comme dans le cas de Valleix, l'orbiculaire était paralysé.

Observation V (abrégée), de Rousseau (1).

Hémiplégie droite.

Henriette G. — Trois jours après sa naissance, la nourrice la laisse tomber par terre. Il en résulte immédiatement, au dire des parents, « de violentes convulsions et de l'hémiplégie ». Mais ces renseignements ont été recueillis 7 ans après l'accident.

(1) Un cas de fissure cérébrale.

Une sœur a eu des convulsions ; le reste de la famille se porte bien.

L'hémiplégie droite aboutit au type avec atrophie et contracture fixe. Il se déclare dans la suite des attaques d'épilepsie symptomatique, et l'état intellectuel s'altère graduellement. Néanmoins la santé générale se conserve bonne. Meurt à un âge assez avancé après avoir présenté des symptômes d'hémiplégie gauche.

Autopsie. — L'hémisphère gauche est atrophié et pèse 130 gr. de moins que son congénère. On y voit une fissure horizontale étendue du pied de la frontale ascendante jusque dans le lobe occipital (c'est-à-dire suivant le territoire de l'artère sylvienne postérieure, comme il arrive dans de nombreux cas de porencéphalie). Cette fissure pénètre jusque dans le ventricule. Elle ne contient pas de liquide et ne constitue pas une cavité kystique.

Remarque. — Malgré l'intérêt de cette observation, les témoignages des parents manquent un peu de précision, et elle n'est pas aussi concluante que celles qui précèdent.

Les auteurs citent encore un cas de Gibb, cité par Bouchut (1) ; un fœtus atteint d'hémorrhagie cérébrale et venu au monde avec une *hémiplégie spasmodique*. Si cette hémiplégie était vraiment spasmodique dès la naissance, le fait serait unique à notre connaissance. Un cas de Althaus (hémiplégie obstétricale) que nous ne retrouvons pas (2), clot la liste des faits positifs.

Les auteurs qui publient des observations d'hémiplégie infantile se contentent souvent de mentionner sur la foi des parents ou du malade lui-même, et d'après des renseignements recueillis quelquefois 30 et 40 ans après la naissance, que la paralysie remonte au début de la vie. Mais il nous paraît évident que les témoignages seraient identiques si l'hémiplégie s'était développée graduellement au bout de quelques semaines, peut-être même de quelques mois. Ces cas n'ont donc rien à voir ici ; on les trouvera discutés au chapitre de l'étiologie.

A cela se bornent les documents anatomiques que nous possédons, et nous sortons, à vrai dire, du domaine de la mé-

(1) *Tr. pratique des maladies des enfants.*
(2) *Mediz. Wochenschr.*, nov. 1880.

thode anatomo-clinique. Il existe néanmoins quelques autres observations intéressantes d'hémiplégie chez le nouveau-né; mais elles sont dépourvues d'autopsie, s'étant terminées par la guérison, ou, peut-être, le passage à l'état chronique. Quelques-uns de ces cas ressemblent tellement aux précédents que leur valeur n'est pas beaucoup moindre, d'autant que la nature et la topographie exacte de la lésion ne sont pas ce qui nous intéresse ici. Dans l'espèce, il s'agit presque toujours de compression cérébrale, au moment de l'accouchement.

OBSERVATION VI (abrégée), de KENNEDY (1).

Hémiplégie gauche, paralysie faciale droite.

Enfant né avec une grosse tumeur sur le vertex et le côté droit du crâne. Le côté gauche présente des excoriations. Paralysie faciale droite. L'œil droit est entr'ouvert. Les membres du côté gauche sont paralysés. Pupille insensible à la lumière.

REMARQUES. — Ce cas n'est pas susceptible d'une interprétation rigoureuse. (Hémiplégie alterne ?) Ici encore la paralysie faciale s'est étendue à l'orbiculaire. On ne dit malheureusement pas ce qu'est devenu le malade.

OBSERVATION VII (abrégée), de KENNEDY (2).

Hémiphégie totale temporaire.

Compression de la tête dans l'accouchement. Au deuxième jour, hémiplégie droite totale. Au troisième jour, convulsions d'intensité modérée, limitées au côté paralysé. Au cinquième jour, début de l'amélioration. Au septième jour, la mobilité des membres est redevenue normale. La paralysie faciale est beaucoup moins apparente. Au bout de peu de temps, l'enfant sort complètement guéri.

REMARQUES. — L'état du facial supérieur n'est pas indiqué, ce qui ne prouve ni pour, ni contre la paralysie, attendu qu'à la date où cette observation a été recueillie, le tableau de l'hémiplégie faciale cérébrale n'était pas constitué.

(1) Obs. on cerebral and spinal apoplexy. *The Dublin Journal, etc.*, 1836.
(2) *Ibid.*

OBSERVATION VIII (abrégée), de TAPRET (1).

Forceps. — Fracture du crâne. — Hémiplégie temporaire.

Bassin rachitique. Application du forceps. Fracture du crâne. L'enfant naît dans un état de mort apparente et est ranimé dans un bain de moutarde. Son cri est enroué, presque aphone. « La figure est grimaçante, la moitié droite de la face est paralysée. *L'œil droit présente un certain degré d'exophtalmie.* Les membres supérieur et inférieur du côté sont animés de petits mouvements convulsifs et intermittents. Dans l'intervalle d'ailleurs très court des contractions, il semble que le bras et la jambe soient plus faibles de ce côté. » On constate, au-dessus de la bosse pariétale, non une simple dépression, mais un véritable enfoncement du crâne par fracture comminutive (embarrure). Cet enfoncement commence sur le frontal, à deux centimètres environ au-dessus du diamètre occipito-frontal et finit sur le pariétal, à deux centimètres en arrière de la ligne auriculo-bregmatique. La suture médiane le limite en haut ; en bas, il n'atteint pas les bosses pariétales. Le fragment postérieur du frontal dirigé en haut et en arrière chevauche sur le fragment antérieur du pariétal. D'après un schéma pris sur l'enfant par Féré, l'enfoncement répondrait à la partie postérieure des trois circonvolutions frontales et au tiers moyen de la frontale ascendante (mais, comme on le remarque ailleurs, Roulland, Hamy et Ecker (2) (3) ont montré que la topographie crânio-cérébrale de l'enfant différait beaucoup de celle de l'adulte, et elle n'a pas été déterminée jusqu'ici). Tapret relève le fragment enfoncé avec un tire-fond vissé obliquement. Le cri devient excellent, l'exophtalmie disparaît, et, le lendemain, on ne constate plus qu'un peu de paralysie faciale. Il est difficile de juger si l'affaiblissement musculaire existe encore, à droite, du côté des membres. Au bout de trois jours, toute trace de compression a disparu.

(1) *Journal de médecine et chirurgie pratique*, 1877. Cité par ROULLAND.
(2) V. POZZI. *Ibid.*
(3) V. KOLLIKER. *Ibid.*

OBSERVATION IX (abrégée), de LEGRY et BUDIN, publiée par ROULLAND.

Hémiplégie faciale temporaire.

Accouchement très pénible. Le travail dure 25 heures, l'enfant se présente par le sommet, il naît cyanosé et n'est ranimé que par la flagellation. Il existe une bosse séro-sanguine à droite du crâne, et le pariétal droit chevauche sur tous les os voisins. Le côté opposé paraît complètement aplati, fortement surplombé par le côté droit. Sur le pariétal gauche, à un centimètre de la suture fronto-pariétale, il existe deux plaques d'un gris jaunâtre mesurant un demi-centimètre de diamètre, qui paraissent attribuables à la compression. Au moment où l'enfant crie, on constate une paralysie faciale droite très marquée et limitée au facial inférieur. La langue n'est pas déviée, la motilité des membres est normale, pas de troubles sensitifs. Cette paralysie s'améliore rapidement, et l'enfant sort au bout de 17 jours sans en garder de traces.

REMARQUE. — Roulland discute pour savoir si les points quasi-sphacélés correspondent au centre facial moteur. Cette question qu'il résout affirmativement, et à bon droit, à ce qu'il semble, nous paraît superflue. Ce cas est, à vrai dire, le premier où, dans une paralysie cérébrale, au moment de la naissance, l'intégrité du facial supérieur soit formellement spécifiée.

L'examen de ce matériel trop restreint (11 cas positifs) peut nous donner quelque idée des fonctions cérébrales, au moment de la naissance. Nous n'avons pas réussi à trouver d'observation analogue datée des premiers mois de la vie.

Les centres moteurs corticaux sont-ils constitués chez l'homme, au moment de la naissance ? Ils ne le sont pas dans la majorité des cas (lésions muettes), soit, par exemple, 29 des 34 observations de Parrot, ou ne possèdent qu'une activité rudimentaire et douteuse (coma, convulsions généralisées), soit les 4 autres cas du même auteur. Ces centres semblent constitués chez un nombre beaucoup moins grand de fœtus à terme, dont la proportion n'est pas d'ailleurs facile à déterminer. Les 11 cas ci-dessus, on s'en doute, ont été recueillis en qualité d'exceptions, tandis que beaucoup de lésions restées muettes, ou bien ne sont pas publiées si on les constate, ou bien guérissent sans avoir laissé trace de leur passage.

Les faits positifs eux-mêmes laissent prise à la discussion. Dans l'un (Mac Nutt, obs. 1) il y avait, en même temps, des lésions spinales non spécifiées. Dans un autre, la paralysie ne se manifesta que douze jours après l'accouchement et la lésion (Mac Nutt, obs. 3). Un troisième consistait en une hémorrhagie capsulaire. Il est permis de supposer que, dans ces deux derniers, les fonctions corticales, encore absentes au moment de la naissance, ont pu se développer dans un délai correspondant ici, au retard de la paralysie, là, au temps encore indéterminé que la myéline met à s'étendre de la capsule interne aux zones sous-corticales. Nous restons en présence d'un cas de convulsions limitées à la face (Mac Nutt, obs. 2), de deux cas mal connus (Gibb, Athaus), d'un cas d'hémiplégie traumatique au troisième jour de la vie (Rousseau), et de quatre cas, ceux de notre seconde série, où l'hémiplégie résulte de la compression cérébrale : on pourrait objecter que cette compression, souvent violente, a dû retentir jusque dans les régions profondes de la base du cerveau, ce qui permettrait d'assimiler ces faits aux précédents. Nous préférons ne pas être aussi rigoureux, et nous nous rallions aux conclusions suivantes :

Chez quelques fœtus humains à terme, les centres moteurs de l'écorce sont constitués dans une mesure appréciable, comme on le voit chez les fœtus de cobayes.

Il se peut que les fonctions motrices soient développées dans la capsule interne avant d'apparaître dans l'écorce ; en tous cas, cette différence ne doit pas aller au delà de quelques jours.

Chez la majorité des sujets, les fonctions corticales motrices se développent dans les premiers jours ou les premiers mois de la vie. Il est encore impossible d'être plus précis sur ce point.

Quant à l'ordre d'apparition des divers centres, il paraît très probable que celui de la face se montre le premier. En effet, parmi les onze cas précédents, un seul, et très suspect, comporte une monoplégie brachiale (Mac Nutt, obs. 1). Dans trois autres (Mac. Nutt, obs. 3 ; Kennedy, obs. 1, Rousseau), la face et les membres paraissent également intéressés ; ils ne peuvent pas entrer en ligne de compte ; dans le cas de Gibb l'état de la face n'est pas spécifié. Mais, deux fois, les troubles moteurs ont été limités à la face (Mac Nutt, obs. 2, convulsion ; Legris et Budin, paralysie). Ici on surprend en quelque sorte sur le fait la constitution progressive des centres. Les trois dernières observations sont favorables à notre thèse (Valleix, Kennedy, obs. II, Tapret); car ces auteurs ont formellement remarqué que l'hémiplégie, d'abord généralisée, se limitait à la face avant de disparaître complètement. Nous ne nous dissimulons pas que cette précocité physiologique du centre facial est en contradiction formelle avec les données anatomiques. On sait, en effet (voyez plus haut), que le centre du membre inférieur paraît se myéliniser le premier (Betz, Flechsig).

Dans tout ce paragraphe, il n'a été question que des fonctions motrices. L'état des fonctions *sensitives* ne nous paraît pas susceptible d'être élucidé par la méthode anatomo-clinique. L'anesthésie cérébrale n'a été observée qu'exceptionnellement chez les enfants et toujours à une période assez tardive.

D. — OBSERVATION CHEZ L'HOMME

Tous les résultats que nous avons exposés jusqu'ici, anatomie, physiologie animale, pathologie humaine, doivent aboutir, en dernière analyse, à nous conduire à regarder de plus près et à mieux comprendre les premières manifestations progressives de l'activité cérébrale chez l'homme. Il reste encore beaucoup à faire dans ce domaine si intéressant de la physiologie d'observation, dont nous devons nous borner à tracer les lignes principales. Il semble qu'il y ait intérêt à diviser le sujet en cinq parties :

1° Physiologie de la vie fœtale.

2° Physiologie des enfants nés avant terme.

3° Physiologie du fœtus à terme et de l'enfant naissant, jusqu'à la constitution des centres.

4° Physiologie ultérieure du cerveau infantile, jusqu'à la fin de la première enfance.

5° Enfin, il resterait à établir une division nouvelle, s'étendant approximativement de l'acquisition du langage à l'époque de la puberté.

L'intérêt de cette période est surtout psychologique ; mais

son étude est précisément utile au point de vue de la pathologie psychique, dont les paralysies hystériques, les paralysies simulées et les paralysies par imitation constituent certainement deux chapitres.

I. — *Physiologie cérébrale du fœtus in utero.*

Motilité. — La constatation directe des mouvements du fœtus par la mère ou par l'accoucheur a lieu pour la première fois vers le milieu du cinquième mois, ou mieux de la dix-huitième à la vingt-deuxième semaine, d'après tous les classiques. Depaul croit avoir entendu les mouvements fœtaux avant la révolution de la quatorzième semaine chez neuf femmes sur douze; mais ces mouvements doivent exister longtemps avant de devenir perceptibles. Preyer pense que l'embryon de cinq à six semaines se remue déjà, alléguant qu'à ce moment le cordon ombilical est un peu tordu. Mais cette torsion, imputée par lui aux mouvements de l'embryon, est susceptible d'autres interprétations. Dans tous les cas, et d'après ce que nous avons vu ailleurs, les premiers mouvements de l'embryon doivent être extrêmement précoces et se montrer alors que les membres ne sont encore qu'ébauchés. L'observation d'un grand nombre d'œufs avortés pourra seul permettre de déterminer cette précocité.

L'étude du fœtus in utero nous donne plus que la notion des mouvements des membres et du tronc. Il est, en effet, démontré que le fœtus avale l'eau de l'amnios ; il a été pris sur le ventre de la mère des tracés graphiques identiques à ceux de la déglutition.

Sensibilité. — Les fonctions sensitives ne pourraient être décelées que par les mouvements qu'elles produisent, ce qui ne nous donne aucune indication précise, ou présumées d'après l'état des sens du fœtus avant terme. A en juger par cette méthode, ces fonctions semblent nulles et réduites à l'état de facultés nues.

Sommeil. — Pour plusieurs auteurs, l'état du fœtus dans l'œuf serait analogue au sommeil. Il serait interrompu par des périodes de veilles, provoquées par les mouvements de la mère, les chocs, peut-être par la sensation d'inanition ou de faim. Il y a effectivement des périodes où les mouvements du fœtus sont d'une activité inaccoutumée.

Mais il ne faut pas rester là. Nos connaissances sur les fonctions ou les capacités fonctionnelles du fœtus ne peuvent provenir que de l'observation des œufs avortés, soit que le fœtus doive survivre, soit que l'état rudimentaire de son organisme le condamne à la mort, et c'est là l'objet du paragraphe suivant.

II. — *Observation de l'œuf avorté ou prématuré.*

Ce premier chapitre de la physiologie nerveuse chez l'homme ne peut être aujourd'hui qu'une ébauche. L'intérêt qu'il présente mérite d'attirer l'attention des observateurs plus qu'il ne l'a fait jusqu'ici. Nos collègues des Maternités pourraient y trouver une mine inépuisable d'études intéressantes.

Motilité. — Nous l'avons dit, la date des premiers mouvements du fœtus n'est pas encore fixée. Ces mouvements siègent dans les membres et le tronc. Ils consistent en général, en flexions et extensions consécutives, quelquefois plus ou moins rythmiques. Ils sont généralement considérés comme des réflexes et méritent ce nom dans bien des cas.

Mais Preyer a fait une découverte que nous considérons comme très importante, quand il a péremptoirement démontré que les premiers mouvements fœtaux ne sont pas réflexes, mais *spontanés* : ainsi, les plus fortes excitations électriques, les piqûres, brûlures ne sont susceptibles de déterminer aucune réaction motrice (en dehors de leur action locale sur les muscles et les nerfs), chez l'embryon de cobaye, à une période où celui-ci exécute, sans cause apparente, des extensions très énergiques des membres et du tronc. Plus tard, les réflexes se montrent et atteignent rapidement une certaine complexité. Nous sommes évidemment en présence d'une loi générale ; elle va bien avec ce que nous savons du développement des nerfs et de la moelle.

Ainsi les racines motrices se montrent les premières, et les premiers éléments centraux constitués sont les cellules des cornes antérieures. Celles-ci sont voisines de l'état adulte vers le 6ᵉ mois (Vignal) ; leurs fonctions débutent certainement beaucoup plus tôt. Nous ne savons pas si ces constatations ont été faites chez l'embryon humain, mais elles ne peuvent manquer de donner des résultats analogues.

Or, si dans la moelle, les mouvements spontanés devancent les mouvements réflexes, nous demandons si cette loi physiologique n'est pas générale et applicable à l'écorce elle-même, s'il n'existe pas, à une certaine période, des mouvements spontanés d'origine cérébrale précédant les mouvements provoqués.

Pour en revenir aux fonctions spinales, l'établissement des réflexes ne donne pas le signal de la disparition des mouvements spontanés. D'après Preyer, ceux-ci, qu'il appelle *mouvements impulsifs purs*, s'observeraient fréquemment après la naissance pendant un laps de temps assez long; il dit les avoir constatés jusque vers le vingtième mois.

Les caractères qu'il leur attribue sont d'être sans but, non adaptés (projection des membres au hasard, cris sans cause) et de se produire en l'absence d'excitations. Cette distinction est très délicate à faire; mais il ne faut pas perdre de vue cette notion des mouvements spontanés lorsqu'on observe un jeune enfant. Nous admettons, pour nous, la réalité de cette catégorie de mouvements, et nous sommes tenté de croire que leur point de départ peut aussi bien être dans le cerveau que dans la moelle. Pour Preyer, ces mouvements résultent du développement de l'activité des centres; il se produit une accumulation d'influx moteur qui doit naturellement aboutir à une décharge. Il leur compare les mouvements de même caractère qu'il a observés chez les animaux hibernants, au moment de leur réveil (hamster, marmotte). Les modifications qui surviennent dans les centres, en dehors de l'activité formatrice : troubles circulatoires, asphyxie, intoxications sont susceptibles de produire des mouvements qu'on peut aussi appeler spontanés et dont le mécanisme n'est pas très différent. On peut penser, en effet, qu'ils résident dans une hypergenèse de l'influx moteur.

Les mouvements du fœtus consécutifs aux hémorrhagies maternelles sont bien connus; l'apposition des mains froides sur le ventre de la mère provoque également des mouvements fœtaux, et ne peut le faire que par un trouble réflexe de la circulation utérine, d'où résulte, par exemple, une perturbation de l'hématose fœtale. Les mouvements consécutifs aux émotions de la mère reconnaissent apparemment le même mécanisme.

Si ces causes modificatrices de l'activité centrale atteignent plus d'intensité, il pourra éclater une véritable tempête de mouvements spontanés, c'est-à-dire une crise de convulsions. En effet, les convulsions du fœtus ou de l'enfant, dans le cas ordinaire où elles ne sont pas réflexes, sont considérées, par la majorité des auteurs, comme des manifestations spontanées de l'activité des centres, et rentrent dans notre catégorie. Ce qui n'est pas généralement admis, c'est l'existence des mouvements spontanés physiologiques, auxquels Preyer attribue, avec raison, une si grande importance.

Les mouvements *réflexes* apparaissent donc postérieurement à une époque encore indéterminée. Ils se montrent d'abord sous forme de déplacements simples (extension, flexion), non adaptés, et ils atteignent progressivement un degré croissant d'adaptation et de complexité : mouvements de recul, mouvements de défense et mouvements de préhension, par exemple. La date d'apparition de ces divers processus serait bien intéressante à fixer : peu à peu il se constitue ainsi une série de réflexes utiles dont le point de départ et d'association n'est autre chose que l'expérience des ancêtres de l'espèce (mouvements héréditaires).

Preyer veut établir, à côté de la classe des réflexes, une classe de *mouvements instinctifs*, qui correspondrait à ces associations héréditaires. Mais, qui dira le moment où un réflexe cesse d'être purement mécanique pour devenir approprié ? Nous pensons que les réflexes mécaniques sont une simple entité, une vue de l'esprit, que l'on peut placer au point de départ de la série, mais que l'on ne peut pas regarder comme pratiquement distincts des mouvements appropriés.

Mais il y a plus. Des mouvements associés d'une complexité assez grande peuvent se produire eux-mêmes, en l'absence d'influx sensitif, en un mot, comme mouvements spontanés et non plus en qualité de réflexes. Le cri, que nous citions plus haut, rentre évidemment dans cette catégorie. Dans notre pensée, tous les mouvements associés héréditaires doivent se produire un certain nombre de fois à l'état spontané avant d'exister comme réflexes, suivant la même loi que les mouvements simples. En effet, ils n'ont pas besoin d'apprentissage, et les associations centrales correspondantes doivent être établies primordialement.

Parmi les mouvements associés, les plus remarquables sont : la succion, la déglutition, la respiration, le cri, l'éternuement.

La *respiration* a ceci de spécial qu'elle ne peut se produire qu'après la naissance, c'est-à-dire normalement à 9 mois et qu'elle est constituée (*in posse*), de très bonne heure. Des fœtus de 3 mois 1/2 à 4 mois sont capables d'exécuter, en venant au monde, quelques mouvements respiratoires. A 5 mois, la respiration fœtale se prolonge pendant un certain temps, et l'on sait que, depuis les travaux des auteurs français, spécialement M. Tarnier, depuis la pratique de la couveuse et du gavage, un fœtus de 6 mois doit être considéré comme viable. En tous cas, on n'a jamais aucune inquiétude du côté de la respiration.

La *déglutition* est une fonction plus tardive, bien qu'elle se manifeste couramment dans l'œuf (v. ci-dessus). Les fœtus de 6 mois déglutissent, puisqu'on peut les nourrir en leur versant, par exemple, du lait dans les fosses nasales. Mais cette fonction paraît les fatiguer à la longue, d'où l'indication de la sonde œsophagienne (1).

La *succion* accompagne peut-être la déglutition intra-utérine ; mais naturellement on ne peut pas la constater. Chez les fœtus de 6 mois, il est ordinaire de voir que l'enfant ne tette qu'au bout de un à deux jours, et la succion paraît encore plus épuisante pour lui que la déglutition.

Le *cri*, l'*éternuement* se montrent d'ordinaire à 6 mois, tout comme ils existent chez les sujets privés d'hémisphères (v. plus haut) (2).

On voit, par cette rapide énumération, que les fonctions motrices, jusqu'au moment de la naissance, à n'en juger que par l'observation, sont exclusivement d'origine bulbo-spinale.

(1) On sait que les muscles et les nerfs du fœtus se comportent comme les muscles et les nerfs d'un animal fatigué. Preyer a montré que le muscle fœtal est susceptible de répondre par une secousse à la secousse électrique, à une période, mais qu'il n'est pas susceptible d'être tétanisé, quelles que soient la rapidité et l'inténsité des excitations.

(2) Sur tous ces points, v. Berthod. *La couveuse et le gavage à la Maternité*. Th. Paris, 1886.

Sensibilité du fœtus avant terme. — C'est encore dans Preyer qu'on trouve le plus de détails sur ce sujet intéressant. L'existence des mouvements est le seul moyen de l'apprécier, et ces mouvements paraissent toujours réflexes. Il s'agit donc, à proprement parler, de la faculté excito-motrice. Peut-on affirmer ou nier que le fonctionnement excito-moteur, localisé dans les centres spino-bulbaires, s'accompagne d'un certain sentiment de plaisir ou de peine (conscience spinale)? C'est une question très délicate, à laquelle de nombreux auteurs paraissent disposés à répondre affirmativement. Nous ne savons même pas s'il n'existe pas chez l'adulte, des sensations à siège spinal.

Jusqu'ici, le fœtus paraît l'équivalent d'un hémicéphale ou d'un animal privé d'hémisphères par une lésion quelconque. Pour savoir s'il n'existe pas des traces d'un fonctionnement cérébral quelconque, et à quel moment ses premiers vestiges apparaissent, il conviendrait de sortir de l'observation pure et d'instituer sur des fœtus nés avant terme, une série de petites expériences analogues à celles réalisées par Preyer chez le cobaye, et consistant à obtenir, si possible, l'inhibition des réflexes, au moyen d'une excitation forte portée sur un territoire sensitif ou sensoriel, une lumière vive maintenue devant les yeux, etc. Ces expériences n'ont jamais été entreprises. Disons cependant quelques mots de la sensibilité réflexe du fœtus. La *sensibilité cutanée* est naturellement le primum movens des réflexes des membres, et joue un rôle considérable dans les mouvements du fœtus in utero. Cette sensibilité est très développée, mais le temps perdu de la réaction réflexe est deux et trois fois plus grand que chez l'adulte. Il est possible qu'elle serve de point de départ aux premiers mouvements respiratoires.

La *sensibilité thermique* n'a pas été, jusqu'ici, suffisamment distinguée de la précédente.

La *gustation* n'a guère l'occasion de s'exercer in utero, mais elle existe virtuellement de bonne heure. Kussmaul (1) a vu des

(1) *Untersuchungen über das Seelenleben des neugeborenen Menschen*, 1859, page 38.

fœtus de 7 à 8 mois sucer avidement une solution sucrée et *faire de véritables efforts de vomissements, accompagnés de grimaces*, si on leur faisait ingérer une solution de quinine. Küstner a vu un hémicéphale réagir de la même façon : cette mimique ne prouve donc rien au point de vue des fonctions cérébrales.

L'*olfaction* exige la présence de l'air, par conséquent n'existe pas dans l'œuf. D'autres expériences de Kussmaul donnèrent des résultats analogues à ceux qu'il obtenait pour le goût (mimique faciale).

L'*audition* ne peut exister qu'après la naissance, car la voie aérienne n'est ouverte que quelques heures après l'accouchement : quand la caisse est débarrassée du liquide qui la remplit, et, d'autre part, la conduction osseuse n'existe pas dans les premiers mois de la vie (Preyer). La sensibilité auditive a été trouvée par Moldenhauer chez un enfant de 8 mois, quelques jours après la naissance.

L'examen de la *vision* donne des résultats analogues. Le fœtus humain peut ouvrir les paupières à partir du 6e mois. Preyer a vu un fœtus de 7 mois diriger ses yeux vers la lumière. Dès ce moment la pupille réagit à la lumière. Nous avons vu précédemment (Flechsig) que la naissance, prématurée, entraîne, à partir du huitième mois, terme moyen, mais pas plus tôt, la myélinisation précoce des nerfs et des bandelettes optiques.

Sommeil. — Je n'ai pu trouver de renseignements sur les périodes de sommeil des prématurés. Il est à présumer qu'ils dorment encore plus, et à de plus courts intervalles que les fœtus à terme.

III. — *Des fonctions cérébrales chez les fœtus à terme et l'enfant.*

Il s'agit ici d'une physiologie cérébrale de l'enfance que nous ne pouvons avoir la prétention même d'ébaucher. Il conviendrait de la diviser, comme nous l'avons dit, en trois périodes : la première de la naissance à l'apparition des fonctions cérébrales, vers le 4e mois, la deuxième de ce moment à l'acquisition de la parole et de la marche, qui se place le plus souvent dans les premiers de la deuxième année. La troisième période irait jusqu'aux premières manifestations de la vie sexuelle auxquelles il est difficile d'assigner une date. Ici nous réunirons ces trois époques et nous nous contenterons de donner quelques points de repère fixes pour l'acquisition des fonctions principales.

Motilité. — Les mouvements spontanés, réflexes et instinctifs (v. plus haut), existent seuls au moment de la naissance et on peut les attribuer tous à l'activité bulbo-spinale. Les plus remarquables sont la respiration, le cri, la succion, la déglutition, le soupir, le bâillement.

Les membres ne présentent que des mouvements d'extension ou de flexion peu adaptés. La préhension des doigts n'apparaît qu'au bout de quelques semaines et se fait d'abord sans opposition du pouce. Il existe aussi dès les tout premiers jours de la mimique faciale à l'occasion du cri, bientôt après à l'occasion du rire et du sourire.

La première apparition des fonctions cérébrales pourrait être suivie, si on recherchait à quel âge une impression sensorielle détermine l'arrêt des réflexes : par exemple du réflexe plantaire, etc.

Cette étude n'a pas jusqu'ici été faite chez l'homme. Pour Preyer le premier indice des fonctions cérébrales consiste dans les mouvements imitatifs. Les plus précoces sont des mouvements de mimique faciale : faire la moue, sourire. On peut en être témoin dans le cours du 4ᵉ mois. Un autre phénomène important, c'est l'*inhibition volontaire des réflexes*, premier rudiment de l'attention : dès le 6ᵉ mois l'enfant de Preyer faisait des efforts pour retenir ses selles. Quand on a vu beaucoup d'enfants, on sait que rien n'est plus variable que l'âge auquel ils deviennent propres. Il doit d'ailleurs exister des variantes individuelles très étendues à toute cette chronologie sur laquelle nous ne pouvons insister davantage.

Sensibilité. — La sensibilité générale fonctionne dans tous ses modes dès les premiers moments de la vie. Elle paraît être, nous l'avons dit, purement réflexe. La sensibilité cérébrale est aussi inconnue dans ses débuts que la motilité, qui doit la précéder à un court intervalle, si l'on s'en tient aux données anatomiques.

Les sens possèdent également d'emblée les principes de leur activité. Toutefois, pour des raisons physiques, l'ouïe n'existe qu'au bout de quelques heures. Quant au fonctionnement précis des sens spéciaux : distinction des couleurs, des sons, il est certainement constitué de toutes pièces chez quelques animaux naissants, le poulet par exemple. Chez l'homme il fait partie de l'éducation de l'intelligence, et son étude, très intéressante, est du ressort de la psychologie.

Intelligence. — Elle n'est accessible à nous que par l'intermédiaire des mouvements ; ainsi il ne peut en être question, si l'on veut rester dans le domaine rigoureux des faits, que quand se sont montrés les premiers mouvements représentatifs (voir ci-dessus).

Les dates les plus importantes à noter seraient les suivantes :

Premiers mouvements imitatifs : vers 4 mois.

Premiers mouvements appropriés, volontaires (?)

Premières tentatives pour rester propre.

Premières syllabes articulées : à partir de 9 à 10 mois.

Acquisition graduelle du langage.

Démonstrations affectives, etc.

On trouvera dans Darwin : *Expression des émotions* ; dans Preyer : *L'âme de l'enfant* ; dans Perez : *L'enfant de* 1 à 3 ans, tous les documents écrits qui existent à l'heure qu'il est sur ces problèmes.

Le sommeil est une bonne mesure du degré d'activité des centres nerveux, il marque le moment où leur énergie épuisée par l'action demande à se suspendre. Les périodes de veilles sont très courtes chez le nouveau-né parce que les éléments nerveux incomplètement constitués ne sont capables d'emmagasiner qu'une somme minime d'énergie. Preyer donne les chiffres suivants qui ne valent que pour un cas.

Il vaudrait la peine de leur substituer des moyennes.

1er mois. Les périodes de sommeil sont de 2 heures ; 2e mois, 3 heures, quelquefois 5 à 6 ; 3e mois, 4 à 5 heures ; 4e, 5 à 6 ; 6e, 6 à 8 ; 8e, dentition, sommeil agité ; 18e mois, 10 heures de sommeil ininterrompu ; 20e, 2 heures de sommeil seulement dans la journée ; 3 ans, l'enfant ne dort plus pendant le jour.

Un point que nous ne trouvons relevé nulle part et qui nous

paraît des plus importants au point de vue de l'état de développement de l'intelligence, c'est la date d'apparition des premiers rêves. Une petite fille de 1 an que nous avons vue à la consultation de l'hôpital des Enfants, d'ailleurs bien portante de tous points et issue d'une famille irréprochable, *rêvait toutes les nuits* et répétait dans son sommeil les premiers mots qu'elle apprenait pendant le jour à prononcer.

IV. — *Observation de l'enfant à l'état pathologique.*

Nous ne voulons qu'établir ici une tête de chapitre, malgré l'intérêt de ce sujet. L'observation des enfants malades, surtout des enfants nerveux déséquilibrés, est de nature à jeter une lumière sur l'histoire du développement cérébral. Nous venons de dire un mot *des rêves*. L'histoire des *convulsions de l'enfance* est à faire; nul doute que dans certains cas celles-ci ne reconnaissent une origine cérébrale et non spinale ou bulbaire, comme on l'enseigne communément et comme l'admet encore Soltmann dans son article *Convulsions* du Manuel de Gerhardt. L'observation ultérieure nous l'apprendra. L'existence des convulsions limitées aux premières années de la vie est au moins un indice d'un état bien particulier des cellules des centres et de leur énergie fonctionnelle. *L'hystérie* n'est pas seulement l'apanage de l'adolescence et de l'âge adulte; nous citons plus bas un hystérique de 3 ans 1/2, et nous ne doutons pas qu'en cherchant bien on en trouverait de plus jeunes. Les *délires variés* peuvent apparaître aussi à une époque très précoce. La question de savoir à quel âge on trouve parmi les enfants des sujets *hypnotisables* mérite encore d'être posée ici. Pour beaucoup d'auteurs les enfants en général ne sont pas susceptibles du sommeil hypnotique, ce qui est bien en rapport avec la part rudimentaire de l'attention dans leur intelligence. Mais les médecins de Nancy, et spécialement M. le Dr Liébault, pensent qu'ils endorment même des nouveau-nés. Il est vrai qu'il semble s'agir là de phénomènes très différents de ceux du sommeil provoqué par la suggestion ou le braidisme.

DEUXIÈME PARTIE

PARALYSIES CÉRÉBRALES CHEZ LES ENFANTS

CHAPITRE I

Anatomie pathologique.

Cette partie de l'histoire des paralysies cérébrales est de beaucoup la mieux connue. Aussi nous bornerons-nous à en présenter une vue d'ensemble et à citer pour chacun des principaux processus quelques exemples choisis parmi les plus caractéristiques.

Nos regards doivent se porter sur tous les modes d'altérations que l'on a observées dans les cerveaux d'enfants ; attendu qu'il est un grand nombre de lésions dont on ne peut dire, dans l'état actuel des connaissances, si elles sont ou non paralysantes.

L'ordre adopté sera le suivant. Après un mot sur les arrêts de développement spontanés ou d'origine vasculaire, nous chercherons à déterminer quelles peuvent être les *lésions initiales*, *causales* qui frappent les centres nerveux encéphaliques à cette période précoce. Cette détermination est encore en grande partie conjecturale. Puis nous considérerons les données ordinaires des autopsies d'enfants hémiplégiques ou diplégiques et nous y distinguerons successivement : *des lésions primitives*, résultat des altérations causales étudiées plus haut et des *lésions secondaires*. Celles-ci peuvent porter sur l'hémisphère malade, sur l'hémisphère opposé et le corps calleux, sur le cervelet (atrophie croisée), sur le faisceau pyramidal, sur les racines nerveuses, les nerfs et les muscles, sur toute la moitié du corps et spécialement sur la croissance des membres, de la face et du crâne. Nous reconnaîtrons dans tous ces désordres *les effets dynamiques* d'une lésion initiale. Celle-ci peut avoir éventuellement des *effets mécaniques* : hydropisie ex vacuo, ou déformation passive du crâne.

A. — ARRÊTS DE DÉVELOPPEMENT SPONTANÉS

D'après Potain on ne trouverait jamais de cerveau diminué d'une façon uniforme dans toutes ses parties et exempt de lésions. Bourneville et Woillemier (1) s'élèvent contre cette assertion et démontrent l'existence d'une microcéphalie régulière par les observations suivantes.

OBSERVATION I (abrégée). — *Microcéphalie.* — *Épilepsie.*

Chér..., issu d'une famille de dégénérés héréditaires. On manque de renseignements sur sa jeunesse. Intelligence médiocre. Épileptique à 18 ans. État mental spécial progressif. Se suicide à 69 ans.

AUTOPSIE. — Microcéphalie très marquée. Diamètre antéro-postérieur 17. D. transversal 12,2. Circonférence 48. Poids total de l'encéphale 770 gr. Il ne présente pas trace de lésions. Les hémisphères sont égaux et pèsent ensemble 640 gr. « Les circonvolutions sont réduites aux circonvolutions élémentaires ; c'est en quelque sorte un cerveau d'étude. Il n'y a pas de plis de passage.

OBSERVATION II (abrégée). — *Microcéphalie.* — *Épilepsie.*

Edem. Issu d'une famille de dégénérés héréditaires. Pas de détails sur son enfance. A 16 ans épilepsie ; fréquence croissante des accès. Il montre des traces d'éducabilité ; mais son état intellectuel ne dépasse pas le niveau de celui d'un enfant de 18 mois. Mort à 27 ans d'un corps étranger de l'œsophage.

AUTOPSIE. — Le cerveau pèse 650 gr. Pas trace de lésions. Anomalies diverses des circonvolutions. Longueur des hémisphères 128 millim. Largeur totale 98 millim.

On peut y joindre ce cas d'Aeby, cité par Preyer (2).

(1) *Études sur l'épilepsie*, 1881.
(2) PREYER. *L'âme de l'enfant.* Trad. française, p. 512.

OBSERVATION III (abrégée). AEBY.

Pas d'hérédité : né à 8 mois. Son corps tout entier avait (à 4 ans) quelque chose de raide et de gauche. C'était particulièrement marqué pour les jambes. Il y avait une tendance qui persista jusqu'à la mort, à l'entre-croisement des jambes. Elles ne purent jamais lui servir pour la station ou pour la marche : en somme son état cérébral était celui d'un enfant de 4 mois. Mort à 4 ans de *paralysie pulmonaire*.

AUTOPSIE. — Exiguïté frappante des lobes frontaux, ainsi qu'une imperfection partielle de la scissure médiane du cerveau. Celle-ci commençait dans la région pariétale, c'est-à-dire dans la partie postérieure du cerveau. La moitié antérieure de cet organe ne présentait donc pas la division en deux hémisphères latéraux. Il n'y avait que peu de circonvolutions et l'aspect lisse de la substance cérébrale sautait aux yeux. Le corps calleux et la voûte à trois piliers étaient atrophiés. La couche grise corticale n'atteignait en général que le tiers de l'épaisseur qu'elle possède normalement, et elle était particulièrement mince dans la région frontale. Le cervelet nullement atrophié paraissait particulièrement gros auprès du cerveau fortement réduit.

Il existe donc des cas où les hémisphères sont arrêtés dans leur développement d'une manière en apparence spontanée. Il s'agit sans doute d'une anomalie régressive, d'un « coup d'atavisme », pour parler le langage de l'*évolution*, comparable aux difformités des extrémités, de la bouche, de l'œil, etc., et survenant de préférence comme celles-ci dans des familles fortement entachées de dégénérescence héréditaire. Cet arrêt se caractérise par la petitesse des hémisphères, le moindre développement des circonvolutions, peut-être l'amincissement de l'écorce grise. Enfin il peut exister d'autres anomalies cérébrales (cas de Aeby). L'arrêt de développement est d'ordinaire uniforme. Cependant on trouve des observations où certains lobes, d'ailleurs sains, étaient particulièrement réduits de volume (cas de Fletcher Beach). Il serait intéressant de savoir comment se fait en pareil cas la myélinisation et quelles sont les dimensions des faisceaux pyramidaux. Il est naturellement impossible de fixer la limite où cesse la microcéphalie et où commencent les cerveaux normaux de petites dimensions. Broca donne comme poids minimum du cerveau normal 1,049 chez l'homme, 907 chez la femme.

Les enfants ainsi constitués présentent fréquemment du retard de la marche et d'autres signes de parésie musculaire qui peuvent faire penser à une paralysie. Tel était le malade de Aeby. Fletcher Beach (1) publie deux observations dont nous ne pouvons reproduire les autopsies ; une fille de 11 ans ne savait pas marcher. Une autre de 6 ans se mouvait assez bien. Dans l'un et l'autre cas, l'intelligence était rudimentaire, et il n'y avait que des traces de la faculté du langage. Marguerite Becker, célèbre microcéphale étudiée successivement par Preyer, Hollmann, Virchow, Loewenthal, commença à exécuter à 4 ans des mouvements spontanés et apprit plus tard à marcher. Son frère âgé de 8 ans, également microcéphale, ne marchait pas encore.

De tels malades ressemblent extrêmement à des idiots par sclérose cérébrale double, etc., et nous pensons qu'on aura toujours de la peine à distinguer ces formes sur le vivant. La crâniométrie ne sera pas dans tous cas un indice suffisant. C'est à ce titre que nous avons fait entrer ces sujets dans notre description. L'épilepsie, si souvent relevée, est un caractère de plus qui les rapproche des paralytiques.

B. — ARRÊT DE DÉVELOPPEMENT D'UN SEUL HÉMISPHÈRE PAR ÉTROITESSE DES VAISSEAUX

Il arrive quelquefois que des hémisphères d'ailleurs entièrement sains présentent une différence de volume plus ou moins accusée. Bichat avait vu des faits de ce genre. On sait qu'à ses yeux la symétrie cérébrale était un gage de supériorité intellectuelle. L'autopsie de cet homme de génie renversa sa théorie. Il avait des hémisphères très inégaux. Il se peut qu'en pareil cas l'inégalité soit due à un arrêt de développement unilatéral ou à une prédominance fonctionnelle (langage par exemple) ; mais dans plusieurs observations, on trouve relevée une circonstance

(1) *Congrès médical international de Londres*, 1881.

qui, tout au moins dans les cas considérés, doit avoir été le premier facteur : c'est l'étroitesse des gros troncs artériels afférents du côté atrophié.

Observation IV (abrégée), de Bourneville et d'Olier (1). — *Épilepsie. Inégalité des hémisphères. — Étroitesse d'une vertébrale.*

Rien à noter dans l'enfance et la jeunesse ; état intellectuel passable ou médiocre. Épilepsie vraie, totale à 26 ans. État mental spécial progressif. Mort d'érysipèle à 41 ans.

Autopsie. — Demi-circonférences du crâne, g. 235 mm, dr. 285. Différence 50mm. La suture sagittale est reportée à gauche, le côté gauche de la face est également en retrait. Poids total de l'encéphale 1480 gr. Le cerveau pèse 1280 gr. (poids normal) dont 720 pour l'hémisphère droit et 560 pour l'hémisphère gauche. Différence 160 gr. Cervelet et isthme 200 (bulbe et protubérance, 30 ; chaque lobe cérébelleux, 85). Les lobes frontaux offraient des deux côtés une longueur exagérée. La 2me frontale se montrait dédoublée. « Les vertébrales présentaient une grande différence de volume. Tandis que la gauche a une largeur de 4 millimètres, la droite n'a que 1mm 1/2. La cérébelleuse inférieure gauche est également beaucoup plus volumineuse que la droite qui est filiforme. Au niveau de l'hexagone la communicante postérieure gauche est beaucoup plus petite que la droite.

Observation V (abrégée), de Muhr (2), citée par Jendrassik et Marie (3).

Homme de 47 ans. Antécédents nerveux héréditaires du côté maternel. Gaucher depuis l'enfance. Son pied droit est plus court et plus maigre ; sa main droite plus petite et impropre aux usages habituels. Louche depuis sa jeunesse, a toujours mal vu de l'œil gauche et, plus tard, est devenu aveugle. (En somme, il présente un certain signe d'hémiplégie droite.) Son instruction est soignée, il possède le latin et quatre langues vivantes ; mais il a des signes non douteux de déséquilibration mentale. Intrigant, onaniste, pédéraste, il n'aime pas les femmes (inversion sexuelle). Employé de bureau, il

(1) *Recherches sur l'épilepsie*, etc., 1880.
(2) *Anat. Befunde U. S. W. Arch. f. Psychiat.*, 1876.
(3) *Contribution à l'étude de l'atrophie cérébrale.*

est obligé de quitter sa place, par suite de l'aggravation de son état. Hallucinations et idées de grandeur. Mort tuberculeux à 47 ans.

Autopsie. — Son cerveau mesure, après un léger durcissement :

Hémisphère droit : long. 140 ; larg. 60.

Gauche : long. 120 ; larg. 50.

Corps calleux : long. 64.

Cervelet : lobe droit 50 ; lobe gauche 30

La réduction de volume semble porter sur tout l'hémisphère, y compris les ganglions de la base, et s'étend jusqu'aux tubercules quadrijumeaux. Les circonvolutions sont pauvres des deux côtés, surtout à gauche. L'atrophie du cervelet, qui siège du même côté, s'accompagne de diverses anomalies de ses circonvolutions. Le crâne est fortement asymétrique et réduit du côté gauche. Le sinus transverse droit, ainsi que le trou jugulaire, sont remarquablement petits ; au contraire, l'orifice carotidien du même côté est plus large que son congénère (ces dispositions sont décrites en France comme normales (1) jusqu'à un certain point). L'aorte est peu développée, le tronc brachio-céphalique est normal, mais il en part une sous-clavière assez médiocre. La carotide primitive droite est normale, la gauche rétrécie. Après injection, la carotide primitive droite mesure 8 millim. de diamètre, la gauche 5 millim. La carotide interne droite 5 millim. 1/2 de largeur, la gauche 3 millim.

Muhr fait remarquer que, dans les expériences de Gudden, la ligature d'une carotide entraîne un changement de direction des vaisseaux du crâne, la simplification des lignes dentelées des sutures, éventuellement leur ossification précoce, dans tous les cas le raccourcissement du côté du crâne correspondant. Il penche donc à croire que c'est la croissance du crâne qui est le phénomène primitif. Il nous paraît plus simple de supposer que l'arrêt de développement cérébral est consécutif à son défaut d'irrigation. Dans le cas de Bourneville, l'atrophie prédominait dans le lobe occipital (étroitesse de la vertébrale). Dans celui de Muhr, elle était généralisée (étroitesse simultanée de la vertébrale et de la carotide interne).

Jendrassik et Marie reconnaissent l'existence d'une forme vasculaire d'atrophie cérébrale dont les caractères seraient : 1° l'atrophie des lobes cérébelleux du même côté ; 2° l'existence

(1) Walther. *Des veines du rachis.* Th. 1883.

d'anomalies dans les circonvolutions. Ainsi, ils rangent dans cette classe le cas de Kirchhof, qui nous paraît singulièrement difficile à interpréter.

OBSERVATION VI (abrégée) de KIRCHHOF (1).

AUTOPSIE. — Le pied droit est plus petit que le pied gauche, le rein droit est plus petit et lobulé. Microcéphalie générale. De plus le lobe occipital gauche est très atrophié et présente des anomalies. Le cervelet gauche est également atrophié, ainsi que le corps genouillé et la bandelette optique gauche, les tubercules quadrijumeaux des deux côtés et le corps calleux.

L'auteur ne croit pas à l'origine vasculaire de cette déformation. Jendrassik et Marie se demandent si l'étroitesse des vaisseaux ne serait pas consécutive à l'aplasie primordiale de l'hémisphère. Cette question ne peut même se poser pour le cas de Bourneville, où l'étroitesse extrême du vaisseau correspondait à une réduction médiocre de la substance cérébrale.

Il reste à voir quelle est la réaction fonctionnelle de cette déformation. Nous voyons, par le cas de Muhr et peut-être par celui de Kirchhof (étroitesse du pied) (?), qu'un certain degré d'hémiplégie peut en être la conséquence. Dans le cas de Bourneville, il n'en fut pas de même, mais l'atrophie prédominait dans le lobe occipital.

Ce malade de Bourneville était *épileptique*. Ce n'est pas d'aujourd'hui qu'on peut rapprocher l'inégalité des hémisphères du mal comitial. Broca (2) publia l'autopsie d'une femme épileptique qui avait présenté une inégalité anatomique et fonctionnelle des deux moitiés du corps. L'hémisphère droit pesait chez elle sans les membranes, 540 gr.; l'hémisphère gauche 297 (différence 243 gr.), et l'encéphale entier, avec membranes, 1045 gr. Boy (3) dit que l'asymétrie cérébrale chez les idiots épileptiques peut atteindre un degré tel que l'un des hémisphères égale à peine la moitié de l'autre. Follet (4) et Baume (5) notent des diffé-

(1) *Arch. f. psych.*, T. XIII, p. 268.
(2) *Bull. Soc. d'Anthropologie*, 1878, p. 477.
(3) *Ann. médico-psych.*, 1868, p. 445.
(4) *Considérations*, etc., sur 300 autopsies, 1857.
(5) De l'inég. de poids, etc... *Ann. médico-psych.*, 1862

rences qui atteignent dans certains cas les chiffres de 290 gr., 250 gr., 150 gr.

Pour Delasiauve, la différence moyenne chez les épileptiques est de 18 gr. Pour Bra (1), la différence oscille autour d'une moyenne de 25 gr. chez l'homme et 15 chez la femme, chiffre qui s'élève à 35 et 50 gr. dans les cas de manie épileptique.

Nous reproduisons ces données; nous ne les discutons pas. Bra admettrait volontiers une sclérose post épileptique; d'autre part, il y a peut-être des cas de sclérose cérébrale vraie parmi les pesées rapportées plus haut (2). La seule conséquence que nous nous permettions d'en tirer, c'est que l'inégalité des hémisphères, quelque cause qu'elle reconnaisse, est loin d'être une altération *muette*.

C. — LÉSIONS CAUSALES

A partir de ce moment, nous étudierons des lésions véritables, c'est-à-dire des processus surajoutés dans lesquels l'arrêt de développement que nous venons de montrer à l'état isolé ne jouera plus qu'un rôle accessoire. A l'autopsie, on n'a à peu près jamais l'occasion de constater le point de départ des altérations qui entraînent après elles la paralysie, et on ne peut que conjecturer ce qu'ont dû être ces lésions que nous appellerons initiales ou causales, soit à l'aide des commémoratifs, soit en utilisant des constatations anatomiques aussi peu éloignées que possible de l'accident primitif. Enfin on ne manquera pas de s'aider des lésions massives qui ont pu entraîner la mort immédiate, sans que des troubles fonctionnels localisés aient eu le

(1) *Étude sur le poids de l'encéphale dans les mal. mentales.* Th. Paris, 1882.

(2) Chaslin (*Soc. biol.*, 2 mars 1889) annonce l'existence *chez les épileptiques vrais* d'une sclérose névroglique latente qui ne deviendrait évidente que là où les lésions sont portées au maximum, en général dans la corne d'Ammon et les olives. Le mal comitial deviendrait alors un chapitre de l'histoire des scléroses cérébrales (?); on comprend que nous ne pouvons qu'en indiquer ce point en passant. Il est intéressant de rapprocher cette donnée de l'inégalité de poids des hémisphères chez les épileptiques et de l'asymétrie crânienne qui est un de leurs attributs habituels.

temps d'apparaître. Ces lésions sont évidemment le grossissement de celles qu'il nous importe de considérer ici.

Nous mentionnerons successivement : *le traumatisme*, les *processus mécaniques* : hémorrhagies, embolie, thrombose, les *processus dits inflammatoires*, ramollissements (?), artérite, encéphalite, méningites aiguë et chronique, enfin les *tumeurs* : sclérose tubéreuse, gliomes, etc..., tubercules, gommes.

I. — Traumatisme.

La compression cérébrale, sans fracture, se produit à un haut degré dans les accouchements dont le travail est laborieux, où on applique le forceps. Roulland, dans sa thèse, met bien en relief l'étendue des déformations auxquelles le crâne, et par conséquent son contenu, se trouvent alors soumis momentanément, et constate l'extrême rareté des accidents paralytiques attribuables à *la compression obstétricale*. En fait, il ne trouve à citer que l'observation de Legry et Budin (1) reproduite plus haut et celle de Tapret, dans laquelle il existait en même temps une fracture du pariétal. Il attribue, avec d'autres auteurs, cette insensibilité de l'encéphale à la souplesse que présenterait la matière cérébrale embryonnaire et qui lui permettrait de se déformer sans accidents. Nous sommes plutôt tentés de penser à l'absence des fonctions corticales chez la majorité des fœtus à terme, que nous nous sommes efforcé de mettre en lumière plus haut. Il reste à savoir quelle peut être la part du traumatisme obstétrical dans la genèse de l'idiotie congénitale, de l'hémiplégie congénitale, de la porencéphalie congénitale, ce qui ne nous paraît pas une tâche facile.

Un traumatisme crânien, non accompagné de fracture, paraît avoir été le point de départ des accidents dans quelques circonstances. Trois des 103 cas de porencéphalie recueillis par Audry se rangent sous cette rubrique.

(1) V. ci-dessus, p. 53 et 58.

OBSERVATION VII. — ANDRAL. *Clin. médic.* (AUDRY. Obs. 17) (1).

Homme, mort à vingt-huit ans, de péritonite. A l'âge de trois ans, il avait fait une chute d'un premier étage et subi au niveau de la tête un traumatisme violent, suivi d'hémiplégie gauche. Intelligence saine. Pas de contractures du membre supérieur, mais il en existait au niveau du pied.

AUTOPSIE. — A droite, méninges transparentes et fluctuantes. Après leur incision, il s'écoula une abondante sérosité, claire comme de l'eau de roche. Entre les méninges et le ventricule, il n'y avait pas la moindre trace de substance nerveuse. La paroi inférieure de la perte de substance était formée par la couche optique, le corps strié et les parties situées au niveau de ces deux noyaux gris.

OBSERVATION VIII. — ROUSSEAU. *Encéphale*, 1886 (AUDRY. Obs. 100.)

Trois jours après la naissance, un enfant du sexe féminin fait une chute qui amène des convulsions et de l'hémiplégie droite. A cette dernière s'ajoutent plus tard des contractures. Morte à vingt-six ans, dans un asile d'épileptiques.

AUTOPSIE. — Atrophie de l'hémisphère gauche. Celui-ci porte une fissure rectiligne, de 10 centim. de long, allant depuis le centre à peu près de la frontale ascendante, jusqu'à 1 centimètre de l'extrémité postérieure. Cette fente avait 5 centimètres de profondeur et ses lèvres étaient accolées, sans être tapissées par la pie-mère.

OBSERVATION IX. — FRIGARIO. *Ann. univ. di med.*, Janv. 1887. (AUDRY. Obs. 102.)

Rosa Monti, vingt-six ans. A quatre mois, elle tombe sur le sol d'une hauteur de 5 mètres ; le choc porte sur la tête en arrière et à droite. A trois ans, convulsions épileptiformes. A cinq ans, tendance à la demi-flexion du membre inférieur gauche. A vingt-trois ans, on constate l'absence d'une grande partie de l'os à la région pariéto-occipitale droite, une hémiplégie gauche avec hémianesthésie et hémiatrophie. Mort par pleurésie.

AUTOPSIE. — Au niveau du pariétal droit, poche contenant 80 gram-

(1) Nous citerons désormais un certain nombre d'observations d'après la collection d'Audry : les Porencéphalies. — *Rev. de Méd.*, 1888.

mes de liquide citrin. Au fond du sac, on aperçoit les plexus choroïdes et le thalamus optique droit.

On peut se demander si les traumatismes intra-utérins ne peuvent pas produire les mêmes résultats. Quant à déterminer le mode par lequel agit la violence, lacération de la substance cérébrale, hémorrhagie, c'est une question prématurée, qu'on ne pourra résoudre que par l'autopsie d'enfants ayant succombé immédiatement à des traumatismes semblables.

Les fractures du crâne, quand elles n'amènent pas la mort, peuvent conduire aux mêmes conséquences. Nous rappelons encore le cas de Tapret, où la guérison a été le fruit de l'intervention chirurgicale immédiate. Dans les deux cas qui suivent, l'existence d'un cal ne faisait aucun doute sur le point de départ de la porencéphalie.

OBSERVATION X. — DE SAINT-GERMAIN. *Ann. médico-psych.*, 1858. (AUDRY. Obs. 41.)

Eugénie X., quarante et un ans. Dans la première enfance, coup violent sur la tête, suivi de convulsions épileptiformes et d'hémiplégie gauche. Plus tard, atrophie et contractures. État mental satisfaisant. Épilepsie.

AUTOPSIE. — Dans la région pariétale droite du crâne, large perte de substance correspondant à une ancienne fracture, comblée par le péricrâne et la dure-mère. Atrophie de l'hémisphère droit ; circonvolutions pariétales remplacées par une sorte de membrane celluleuse qui sépare le ventricule très dilaté de la cavité arachnoïdienne.

OBSERVATION XI. — PONCET. *Soc. biol.*, Paris, 1880. (AUDRY. Obs. 74.)

Jeune soldat mort de fièvre typhoïde. Douze ans auparavant, chute au fond d'un puits. L'enfant se serait brisé le front et aurait perdu, paraît-il, une partie de sa cervelle. Au service, il peut avoir une intelligence assez peu développée. Gaucher, il n'offrait pas de paralysie véritable. Jamais d'attaques épileptiformes.

AUTOPSIE. — Fracture consolidée du frontal gauche. Perte de substance (9 c. cubes à peu près), au niveau de la région moyenne de la première frontale, entraînant le corps calleux jusqu'au ventricule. Atrophie du 1/3 moyen de la 2e frontale.

Nous regrettons encore de ne pouvoir préciser l'aspect des lésions initiales, en citant ici quelques autopsies de fractures du crâne chez les petits enfants.

II. — Hémorrhagies.

Elles peuvent siéger sous les méninges ou dans l'épaisseur de la substance cérébrale.

Le plus bel exemple des *hémorrhagies interstitielles* nous est fourni par l'observation ci-dessus de Valleix (1), où, peu de jours après l'accouchement, on retrouva dans la capsule interne un foyer sanguin à la première période de régression. Depuis Cotard, on attribue en général à l'hémorrhagie les kystes qu'on trouve dans la partie profonde des hémisphères et qui présentent des traces de résorption sanguine. En somme, tout ceci ne diffère pas beaucoup de l'anatomie pathologique du cerveau d'adultes.

Les hémorrhagies méningées surviennent pendant le travail et sont attribuables soit au traumatisme céphalique, soit au désordre circulatoire énorme qui suit l'accouchement. Cette dernière opinion est en honneur parmi les maîtres de l'obstétrique. S. Mac Nutt cite 10 cas d'hémorrhagies semblables et conclut que, dans les présentations de la tête, l'hémorrhagie se fait vers la base de l'encéphale et entraîne la mort dans un délai de quelques heures à quelques jours, sans produire de troubles paralytiques (7 cas). Deux fois, il y eut des convulsions. Au contraire, les hémorrhagies de la convexité accompagnent le passage de la tête dernière, elles permettent une survie assez longue et peuvent s'accompagner de paralysie. Nous avons reproduit, dans notre partie physiologique, les trois observations en question. Le même auteur cite un fait qui peut se classer sous la même rubrique et où l'on suit la marche de la lésion : présentation des pieds, convulsions dès la naissance persistant pendant 10 jours, puis paralysie des quatre membres ; intégrité de la face (?). La contracture sur-

(1) V. p. 52.

vient ensuite, l'enfant est idiote et ne marche pas. Quand elle meurt de pneumonie, à 18 mois, on trouve deux foyers d'atrophie cérébrale (porencéphalie) siégeant symétriquement dans les régions rolandiques. Nul doute qu'un bon nombre de porencéphalies surtout congénitales, ne reconnaissent pour cause des épanchements méningés de cette nature. Nous citons, comme exemples, les deux observations qui suivent.

Observation XII. — D'Aubert et Proby. (Audry. Obs. 3.)

Enfant de 10 mois complètement idiot. Cachexie profonde; dès qu'on le sort de ses langes, il est saisi par des contractures violentes qui le mettent en opisthotonos. Mort de diarrhée.

Autopsie. — A l'ouverture du crâne, il s'écoule un liquide hématique dont on peut évaluer la quantité à 1/2 litre au moins. Il ne s'agit pas d'un sang pur, et le même liquide se retrouve autour de la moelle. Quelques caillots mous. On constate que la substance cérébrale est absente dans toute la région antérieure, et que les lobes frontaux et pariétaux font défaut. On ne retrouve que les lobes sphénoïdaux et occipitaux, qui persistent des deux côtés, et les cavités ventriculaires distendues sont à jour.

Observation XIII. — Cruveilhier. *Traité d'anat. path. générale*, tome III, 1856. (Audry. Obs. 37.)

Autopsie. — Enfant né à terme. Le crâne était très réduit de volume. Une poche pleine de sérosité limpide remplaçait le cerveau. Dans la partie qui tapissait la voûte, cette poche était formée par une membrane vasculaire tachetée de plaques brun orangé, comme celles qu'on observe dans certaines cavernes apoplectiques cicatrisées. Une membrane très dense et brunâtre recouvrait ce qui restait de la base du cerveau (corps striés indurés, couches optiques très atrophiées, quelques circonvolutions de la base du cerveau indurées et cartilagineuses). Tubercules quadrijumeaux, cervelet, protubérance, pédoncules, normaux.

Il resterait à déterminer la part, le quantum, qui revient à l'hémorrhagie dans les lésions de l'encéphale infantile. Nous pensons qu'elle est considérable, spécialement dans le domaine de la porencéphalie, contrairement à l'opinion de Kundrat qui incrimine surtout le ramollissement anémique. Un examen histologique des cas ultérieurs pourra seul trancher la question, et, dans la plupart des observations publiées et des pièces anciennes, elle reste insoluble.

III. — Embolies.

L'endocardite s'observe chez le fœtus et l'enfant tout comme chez l'adulte et peut, au même titre, produire des embolies cérébrales. Ce processus est pris sur le fait dans les cas de Heubner, de Jules Simon et de Revillod. Ces deux derniers cités par Marie (D. Dech.).

Observation XIV. — Heubner. *Berl. klin. Woch.*, 1882. (Audry. Obs. 94.)

Une petite fille, âgée de cinq ans, eut une paraplégie consécutive à deux attaques convulsives accompagnées de symptômes généraux graves. Des contractures s'établirent dans les quatre extrémités. Dans la suite l'intelligence parut peu se développer ; les contractures s'amendèrent par la gymnastique, mais la paraplégie persista. Mort, deux ans et demi après, à l'occasion d'une bronchite aiguë.

Autopsie. — Profonde porencéphalie de l'hémisphère gauche pénétrant jusqu'à la paroi du ventricule latéral. L'autre hémisphère avait d'autres pertes de substance. Endocardite du ventricule gauche, thrombus canalisé (embolie) dans la fosse sylvienne droite, s'étendant depuis le tronc principal jusqu'au commencement des deux branches de la sylvienne.

Dans les cas précédents, tout a dû se passer comme dans un cerveau d'adulte : l'embolie a entraîné la thrombose et le ramollissement dans l'étendue du territoire vasculaire correspondant. C'est un mécanisme sur lequel nous n'avons pas à insister.

IV. — Thromboses.

La *thrombose artérielle* non embolique est un processus dont on ne peut que soupçonner l'existence sans qu'elle ait été jusqu'ici constatée directement. En présence d'un ramollissement cérébral, même récent, les hypothèses de thrombose spontanée, cachectique ou dyscrasique, de thrombose par embolie microbienne (artérite oblitérante), d'encéphalite massive, etc., nous paraissent offrir à peu près la même valeur. Bourneville et Pilliet ont publié (1) l'histoire d'un idiot dont le cerveau présentait des foyers diffus et multiples de ramollissement. Pilliet, dont la compétence histologique est bien connue, a fait l'étude de ces foyers, et les trouve en tout semblables à ceux qui chez l'adulte et le vieillard succèdent aux ramollissements thrombosiques. Il restera, pour l'avenir, à connaître les causes déterminantes de ces coagulations sanguines. En tous cas, elles ne peuvent rien avoir de commun avec celles qui agissent chez l'adulte et le vieillard, athéromes, gommes, etc.

La *thrombose veineuse* est un facteur dont la part dans la production de l'hémiplégie reste encore fort arbitraire. Pour Gowers, les hémiplégies subites de l'enfance seraient dues souvent à la thrombose du sinus longitudinal supérieur ou des veines qui s'y jettent. Parrot, et surtout son élève Hutinel, ont attribué à la thrombose des veines encéphaliques le *ramollissement rouge* qu'on trouve souvent à l'autopsie des athreptiques; si la thrombose manque on incrimine la stagnation du sang poisseux dans les vaisseaux et l'irrigation insuffisante, les malades meurent avant que la coagulation soit accomplie. C'est une théorie à ranger auprès de celles que nous allons parcourir; comme celles-ci elle peut contenir une part de vérité.

V. — Abcès du cerveau.

Nous ne les mentionnons que pour la forme. Ils sont, dans l'enfance, ce qu'ils sont dans l'âge adulte, et leur fréquence y est plus grande, en raison des foyers tuberculeux, si communs dans le rocher. Une de nos observations pourrait leur être rapportée.

(1) *Recherches sur l'épilepsie*, etc., 1881.

VI. — Inflammation de la substance cérébrale.

L'encéphalite est certainement le point le plus embrouillé de notre sujet et celui où les théories se sont le plus donné carrière ; elles tiendront plus de place ici que les constatations positives.

Pour Virchow, l'*encéphalite congénitale*, toujours accompagnée de myélite, est une vive inflammation diffuse de l'ensemble des centres nerveux. Elle amène la mort d'un grand nombre d'enfants, avant ou après la naissance ; elle succède à différents exanthèmes aigus, en particulier la variole. A l'autopsie, on trouve une infiltration graisseuse des cellules finalement transformées en corps granuleux. Cette lésion est généralement diffuse, rarement condensée en foyers multiples blanc jaunâtre. Quand il y a une altération de consistance, c'est le ramollissement, qui simule, à s'y méprendre, le ramollissement cadavérique. Mais Hayem, examinant (1) une douzaine de cerveaux de moins d'un mois pris au hasard, a constaté que cette description de Virchow répondait exactement à tous les cas. Il considère l'infiltration graisseuse des éléments comme normale. Sans nier l'existence de l'encéphalite, il regarde l'état décrit par Virchow comme l'aboutissant d'un grand nombre de maladies graves.

Parrot (2) admet un ramollissement blanc de l'encéphale ; il en attribue la production à la stéatose athreptique, comme il avait déjà mis sur le compte de l'athrepsie les hémorrhagies cérébrales de l'accouchement.

Flechsig (3) explique que l'on peut être trompé dans l'étude de la myélinisation par l'existence d'îlots irréguliers, blancs et ressemblant parfaitement à l'œil nu aux régions myélinisées. On y reconnaît au microscope une quantité considérable de cellules remplies de gouttelettes graisseuses. S'agirait-il d'encéphalite ? Flechsig a fait son étude surtout sur des fœtus nés avant terme et, par conséquent, anormaux.

(1) *Anatomie pathologique et physiologie des encéphalites.* Th., Paris, 1868.
(2) Ramollissement cérébral chez les enfants. *Arch. phys.*, 1873.
(3) *Loc. citat.*

Jastrovitz (1) a soutenu, comme Hayem, que l'encéphalite de Virchow n'était que l'état cadavérique du cerveau infantile. Dans une discussion soulevée à la Société de médecine interne de Berlin, à propos d'une communication de Jacusiel : deux cerveaux d'enfants morts de marasme avec des lésions équivalentes à cette encéphalite, Jastrovitz, Friedländer, Henoch nièrent l'existence de tout état pathologique, et Mendel défendit, seul, les idées de Virchow. Ce dernier auteur est revenu sur ce sujet, maintenant son opinion primitive et cherchant à distinguer l'encéphalite spontanée de l'athrepsie que Parrot identifiait avec elle.

Limbeck (2) cherche à prouver que l'encéphalite congénitale de Virchow pourrait, par la réunion et la fusion de plusieurs foyers voisins, amener un ramollissement cérébral, opinion qui nous semble absolument gratuite.

Nous en aurons fini avec les données positives de cette question, quand nous aurons fait remarquer la leucocytose surabondante notée par Vignal dans l'écorce du cerveau et du cervelet, aux septième et huitième mois, chez des fœtus nés avant terme, eux aussi, et, par conséquent, suspects. Cette constatation et celle de Flechsig, nous paraissent les seuls faits positifs en présence desquels nous nous trouvions. La délicatesse des éléments anatomiques des jeunes cerveaux est telle que les ressources de la technique la plus minutieuse sont nécessaires, si l'on veut avoir autre chose que des préparations grossières et peu concluantes.

L'*artérite*, la *périartérite*, les *embolies microbiennes*, veulent être mentionnées ici et sont, à bon droit sans doute, fréquemment mises en cause ; mais nous ne croyons pas qu'elles aient été jusqu'ici prises sur le fait. On n'a guère l'occasion d'autopsier des hémiplégiques récents. Nous pensons qu'en examinant de près les vaisseaux encéphaliques chez des petits enfants ayant succombé au cours d'une pyrexie après avoir présenté des convulsions, on ferait à cet égard des découvertes intéressantes.

(1) *Ueber encephalitis.*
(2) *Zeitschr. f. Heilk.*, Prague, 1886.

Mais le domaine réel de l'inflammation, qu'elle porte sur les vaisseaux ou sur le parenchyme, est bien plus étendu que ne le ferait supposer la rareté des constatations anatomiques. La clinique nous en paraît un sûr garant. Ce n'est peut-être pas trop dire que d'attribuer à ce processus la majorité des faits d'hémiplégie. On ne peut faire à cet égard que des conjectures et conclure, avec réserves, de l'effet à la cause. Ces effets seront énumérés plus loin. Les théories n'ont pas manqué pour leur assigner une cause, avec une tendance constante à généraliser à tous les cas ce qui est vraisemblable pour quelques-uns. Strümpel rattache l'hémiplégie de l'enfance, considérée comme une entité clinique, à la *poliencéphalite aiguë*. Kundrat attribue à la *porencéphalie* une origine vasculaire en vertu de l'enchaînement suivant : troubles de la circulation fœtale (d'origine placentaire, etc.), ralentissement du courant sanguin dans les vaisseaux encéphaliques, prolifération périvasculaire ; finalement destruction du tissu envahi. Cette théorie est en désaccord complet avec les idées anatomo-pathologiques actuelles. Nous avons enfin parlé plus loin de la théorie de l'*encéphalite congénitale* de Virchow.

Avant toute théorie il importe de revendiquer les droits des causes constatées positivement : agénésie spontanée, ou d'origine vasculaire, traumatisme, hémorrhagies, embolies, tubercules, gommes, gliomes, etc. A celles-ci se rattache un nombre respectable de cas d'hémiplégies. Mais ce n'est peut-être pas le plus grand nombre. Pour les autres, les facteurs qu'il nous est loisible d'invoquer sont : la thrombose spontanée artérielle ou veineuse (voir ci-dessus), l'artérite oblitérante avec ou sans embolies microbiennes, l'artérite non oblitérante, la périartérite, enfin l'encéphalite parenchymateuse, à laquelle il faut encore joindre le ramollissement cachectique.

D'autre part les lésions à expliquer sont : la sclérose lobaire, la porencéphalie, les plaques jaunes, et certaines formes de kystes qui ne se distinguent de la porencéphalie que par leurs moindres dimensions.

La *sclérose lobaire primitive* est manifestement le résultat d'une périartérite. La question est de savoir si ce processus est de nature infectieuse (comme dans la sclérose en plaques) ou de nature dyscrasique (comme dans la goutte, l'alcoolisme); et si le vaisseau est resté constamment perméalable, ou s'il y a eu formation d'un thrombus canalisé secondairement, problèmes sur lesquels nous sommes réduits aux conjectures.

Pour les *formes destructives* toutes les hypothèses sont permises et ont été invoquées. Les unes incriminent les vaisseaux, les autres la substance cérébrale. On peut invoquer en faveur des premières (Kundrat) la localisation fréquente des lésions dans les territoires vasculaires, en faveur des secondes (Audry) leur bilatéralité et leur symétrie non moins fréquente, les lieux de moindre résistance semblent atteints de préférence. Nous croyons que jusqu'à nouvel ordre la vérité est ici et là. Les mêmes lésions qui s'observent chez l'adulte : périartérite dyscrasique, artérite septique avec ou sans thrombose, encéphalite parenchymateuse, nécrose dyscrasique du parenchyme, souvent symétrique (par exemple celle que Lancereaux a signalée dans l'empoisonnement par l'oxyde de carbone) doivent aussi atteindre l'enfance avec une fréquence plus grande, qui s'explique par la fragilité de l'organe. On voit combien le problème étiologique devient complexe et avec quelle réserve on devra aborder en clinique le diagnostic causal.

VII. — Tubercules, néoplasmes, parasites, syphilis.

Les *tumeurs cérébrales*, et sous ce titre on peut comprendre les gros tubercules, les néoplasmes : gliomes, etc., les parasites : cysticerques, échinocoques, dont la réaction symptomatique est fort semblable, s'accompagnent souvent de paralysies et méritaient d'être citées ici, d'autant plus que dans beaucoup de cas les paralysies sont le symptôme unique ou si dominant que c'est trop s'avancer de vouloir aller au delà du diagnostic d'hémiplégie.

La *sclérose tubéreuse* décrite par Bourneville et Brissaud (1) comme une prolifération nodulaire du tissu conjonctif de la substance grise (poliencéphalite tubéreuse) a été regardée par

(1) Arch. Neurologie, 1880.

Furstner et Stühlinger comme une production *gliomateuse*. On sait qu'un désaccord semblable règne sur la question du gliome spinal périépendymaire. Ici comme là les lésions n'ont pas été vues à l'état jeune.

La *syphilis* n'a pas encore été directement constatée dans le cerveau de l'enfant, mais présumée de par le succès du traitement spécifique, les antécédents, les accidents simultanés. On conçoit qu'elle puisse se présenter sous forme de *gommes* et plus souvent sans doute d'*artérites*.

VIII. — Méningites.

Les méningites de l'enfance ont en général une symptomatologie spéciale et complexe, dans laquelle les troubles moteurs sont relégués au second plan.

La *méningite tuberculeuse* se manifeste pourtant quelquefois par symptômes presque exclusivement moteurs surtout dans ses formes traînantes ; l'hémiplégie est leur forme la plus remarquable. L'hémiplégie au cours de la méningite tuberculeuse vulgaire a été étudiée dans la thèse de Rendu ; l'hémiplégie constituant le seul symptôme d'une méningite est moins généralement connue. On en trouvera un exemple parmi nos observations. Un cas semblable a paru en 1847 dans le *Berliner clinische Wochenschrift*, où on en trouvera plusieurs exemples réunis.

La *méningite chronique* de Bourneville n'a pas été observée à son stade initial et son point de départ (peut-être une méningite infectieuse à évolution muette ?) reste problématique. A vrai dire c'est moins l'hémiplégie ou la diplégie qu'elle entraîne d'ordinaire que l'idiotie sans troubles moteurs.

IX. — Hydrocéphalie.

L'*hydrocéphalie* accompagne quelquefois les lésions cérébrales et a été accusée de les avoir provoquées. C'est en général l'inverse qui est vrai. Toute lésion atrophiante tend à produire un vide qui peut être comblé par l'accumulation de sérosité. D'autre part les compressions exercées sur les gros troncs veineux, surtout sur les veines de Galien, provoque l'hydropisie cérébrale par un mécanisme connu. *L'hydrocéphalie spontanée primitive*, en dehors de la distension des hémisphères et de l'amincissement relatif qui peut en résulter, ne provoque pas de lésions et ne s'accompagne à peu près jamais de troubles moteurs. Mais on peut se demander si une *hydrocéphalie très précoce* (dans le 2e, 3e ou 4e mois, par exemple, n'est pas la cause de la plupart des monstruosités encéphaliques. Les tératologistes paraissent actuellement disposés à l'admettre.

I. — LÉSIONS PRIMITIVES

Cotard (1), le premier distingua les lésions qu'on retrouve à l'autopsie des hémiplégiques infantiles en *lésions primitives* et *lésions secondaires*. Le nom des premières exprime simplement qu'elles sont la conséquence directe et locale de *l'accident initial* (*lésion causale*).

On peut se demander par quel mécanisme sont produites ces altérations définitives. A l'évolution ordinaire des lésions dans l'organisme il s'adjoint ici un facteur nouveau : l'organe atteint est en voie de développement, et ce développement ne peut manquer d'être arrêté ou perverti. Lallemand attribuait le rôle principal à cet arrêt de développement ou *agénésie*. Cotard au contraire ne veut voir que la *dégénérescence*, en quoi il dépasse peut-être un peu la mesure. Il est évident qu'une lésion atteignant l'hémisphère au 4e mois par exemple entrainerait à sa suite par le seul fait de l'arrêt de développement des désordres considérables.

Les lésions primitives sont assez bien connues ; après ce que nous avons dit de leurs causes nous nous contenterons d'en faire une courte revue. Depuis Cotard on décrit communément : les plaques jaunes ; les kystes et l'infiltration celluleuse ; les

(1) *De l'atrophie partielle du cerveau*. Th. Paris, 1868.

grandes pertes de substance (porencéphalie) ; la sclérose lobaire. A cette liste il convient d'ajouter deux formes nouvelles : la méningite chronique ; la sclérose tubéreuse.

Les *plaques jaunes* sont attribuées au *ramollissement cérébral*. Elles ne diffèrent pas en effet des productions semblables qui chez l'adulte reconnaissent cette même cause. Il reste seulement à préciser le sens du mot *ramollissement* appliqué au cerveau infantile. A cet égard nous renvoyons aux pages précédentes.

Les *kystes* se présentent souvent avec un caractère hématique évident, ailleurs il n'en est pas de même ; c'est encore le ramollissement que l'on invoque. La même origine est attribuée à l'*infiltration celluleuse*.

Porencéphalie. — Ici la question se complique encore. La seule différence qui sépare la porencéphalie des kystes c'est l'étendue. En parcourant le recueil de 103 cas de porencéphalie recueillis par Audry, on est frappé de la diversité d'aspect des lésions, et l'on est tenté de croire que toutes les causes capables d'atteindre le cerveau ont droit à être invoquées tour à tour.

En beaucoup de cas il n'y a pas de raison de choisir un facteur plus qu'un autre. Le seul trait commun à tous les cas, c'est la précocité constante du début qui se place généralement dans la vie intra-utérine. Ailleurs et rarement il s'est montré à 1 an, à 2 ans, l'étendue du désordre initial aura suppléé à sa précocité. Notons aussi que très souvent la porencéphalie est double ; nous demandons si une méningite intra-utérine ne mériterait pas d'être invoquée en pareil cas, surtout quand la convexité des hémisphères est détruite entièrement.

Ce serait encore un élément initial à ajouter aux précédents. Les pertes de substance de ce genre rapprochent les malades qui en sont porteurs, au point de vue de l'état des centres, des hémicéphales étudiés plus haut et leur histoire physiologique détaillée aurait le même intérêt que celle des précédents. Elle nous entraînerait trop loin, mais on peut constater en parcourant les observations d'Audry que des enfants complètement dépourvus d'hémisphères ou réduits aux ganglions de la base survivent souvent pendant plusieurs semaines.

La *sclérose lobaire* a été étudiée par Cotard, par Jendrassik et Marie et par Richardière (1). Ce dernier auteur en a réuni 20 cas avec autopsie. Mais il les fait suivre de 20 autres cas d'hémiplégie infantile commune étiquetés *sclérose lobaire*. Cette attribution nous paraît aussi peu justifiée que l'opinion de Strümpel d'après laquelle toute hémiplégie spastique serait le résultat d'une polioncéphalite aboutissant à une perte de substance. C'est un exemple frappant de la tendance qu'ont tous les auteurs à attribuer à la variété anatomique qu'ils décrivent tous les faits d'hémiplégie qui leur tombent sous la main.

La *poliencéphalite tubéreuse* de Bourneville et Brissaud, gliome cortical des Allemands, n'a encore été rencontrée que dans un petit nombre d'autopsies. Néanmoins J. Simon dans ses leçons présente l'exemple observé dans son service comme le type des lésions que l'on trouve en cas d'hémiplégie infantile. Cette affection est extrêmement envahissante et paraît déterminer des hémiplégies graves souvent doubles, à marche progressive.

La *méningite chronique* de Bourneville est toujours double et très étendue. La lésion consiste dans l'adhérence intime de la pie-mère à la substance corticale qui s'enlève avec elle. Il ne semble pas y avoir d'altérations en profondeur. Nous nous sommes demandé déjà si de semblables méningites débutant de très bonne heure et surprenant les hémisphères en voie d'évolution ne pourraient pas entraîner ces destructions étendues de la convexité qui constituent les cas extrêmes de porencéphalie.

Nous n'avons rien à ajouter ici à ce que nous avons dit plus haut sur les *tumeurs*, les *parasites*, les *tubercules*, la *méningite tuberculeuse*.

II. — LÉSIONS SECONDAIRES

Toute lésion limitée d'un point de l'organisme retentit à un certain degré sur les parties voisines. Cette loi est portée à l'extrême dans le système nerveux, dont tous les appareils sont étroitement solidaires. Les centres réagissent sur les nerfs,

(1) *Des scléroses encéphaliques*. Th. Paris, 1881.

les nerfs sur les centres, ceux-ci les uns sur les autres, et sur leurs homologues symétriques. A ce titre une altération des hémisphères entrainera donc différentes directions des *dégénérescences secondaires*. Cela est vrai à tous les âges, mais si l'on considère la période de développement des centres nerveux on se rendra compte qu'un arrêt de développement localisé doit, lui aussi, retentir à sa manière sur les appareils solidaires et entraîner autour de lui des *agénésies secondaires*. Dans l'étude des altérations à distance il est plus difficile encore que dans celle des lésions primitive de distinguer la part de l'*agénésie* de celle de la dégénérescence. On trouvera dans l'étude déjà citée de Hervouët (de Nantes) *Sur le système nerveux d'une idiote* d'intéressants détails sur l'état *embryonnaire* du système pyramidal chez certains hémiplégiques infantiles. Nous devons nous borner ici à une énumération méthodique des principales *lésions secondaires*.

A côté des altérations auxquelles nous venons de faire allusion et qui sont d'origine *dynamique*, il faut en placer quelques autres qui reconnaissent une cause purement *mécanique*. Ce sont notamment celles qu'entraine dans les enveloppes et la voûte crânienne le développement incomplet d'un ou de deux hémisphères. En pareil cas la paroi osseuse peut rester moulée sur le cerveau réduit ; il en résulte une *asymétrie* plus ou moins marquée avec retrait crânien du côté opposé à l'hémiplégie. D'autres fois la table interne subit seule l'influence mécanique, il y a une espèce d'épaississement, de boursouflure de la voûte osseuse. Si la lésion encéphalique est double il en résultera un degré variable de microcéphalie, surtout lorsqu'elle est précoce et étendue ; porencéphalies totales, arrêts de développement spontanés.

En d'autres cas le développement du crâne reste normal. Il se produit dès lors sous la voûte crânienne une véritable cavité remplie de liquide : *hydrocéphalie ex vacuo* avec dilatation éventuelle des ventricules.

Enfin bien souvent les divers éléments se combinent entre eux. Il y a un peu d'hydrocéphalie, un peu d'épaississement osseux, un peu de déformation. Nous aurons bientôt l'occasion de revenir sur la forme de la tête chez les hémiplégiques.

Les *lésions dynamiques* produit combiné de la dégénérescence et de l'agénésie secondaire, peuvent frapper: l'hémisphère malade, le corps calleux, l'hémisphère opposé, le cervelet, le bulbe et la moelle, les racines, les nerfs, les muscles, les tissus correspondants, notamment les os des membres et ceux de la voûte crânienne.

L'*hémisphère* où siège la lésion primitive subit en général un retrait de toutes ses parties (sclérose secondaire) qui a pour effet de réduire tous ses diamètres. Cette réduction peut aller pour le diamètre longitudinal jusqu'à 2 ou 3 cent. Cette *sclérose* n'a guère été étudiée histologiquement, pourtant il parait constant (Jendrassick et Marie) qu'en pareil cas il existe des corps granuleux dans les gaines vasculaires très loin des foyers de lésion, ce qu'on pourrait attribuer à un processus dégénératif (inflammatoire) s'attaquant aux fibres d'association. Un des effets les plus remarquables de cette réduction du manteau des hémisphères c'est la disposition souvent signalée des circonvolutions au pourtour des foyers de porencéphalie : elles rayonnent en éventail, leurs parties les plus rapprochées étant les plus atteintes, et cette forme anatomique paraît à Kundrat caractéristique de la porencéphalie congénitale.

Les *ganglions de la base* sont rarement atrophiés, le plus souvent intacts, alors même que tout le manteau a été détruit; ce qu'on peut reprocher de l'intégrité qu'ils conservent constamment dans les dégénérescences descendantes chez l'adulte.

Le *corps calleux* trahit souvent par son atrophie l'extension des lésions de l'un à l'autre hémisphère; cette atrophie porte de préférence sur les zones correspondant aux circonvolutions primitivement atteintes. D'autres fois, et quand la perte de substance est étendue, on note l'amincissement presque uniforme de cette commissure qui peut être réduite au tiers de son épaisseur primitive.

L'*hémisphère opposé* ne peut manquer de se ressentir de l'atteinte portée à son congénère, mais la réduction qu'il subit en pareil cas n'est pas aisée à apprécier faute de points de comparaison. Cependant et en dehors de l'atrophie du corps calleux, on constate assez souvent dans les régions symétriques de la lésion un aplatissement ou un état plus ou moins embryonnaire des circonvolutions.

Le *cervelet* offre constamment l'*atrophie croisée* étudiée par Turner. Cotard embarrassé d'en trouver la raison la cherche dans l'altération du côté correspondant de la moelle (dégénérescence ascendante). Aujourd'hui il est facile de constater sur des coupes l'atrophie du pédoncule cérébelleux supérieur, conducteur croisé le long duquel chemine la dégénérescence D'ailleurs l'atrophie du cervelet, qui se manifeste par la réduction de volume, n'a pas encore été étudiée histologiquement.

Les *centres spéciaux du mésocéphale* : Tubercules quadrijumeaux, olives, n'ont pas encore été trouvés altérés à ce qu'il semble.

Dans la *moelle* le faisceau pyramidal est le siège constant d'altérations, au même titre que cela se voit chez l'adulte. Mais pour peu que le début soit précoce il a précédé l'achèvement de ce système conducteur et les lésions ne sont plus purement dégénératives. C'est un des points ou l'arrêt de développement se montre avec le plus d'évidence (voy. ci-dessus). La réduction de volume que subissent les faisceaux pyramidaux et surtout le faisceau croisé est surtout manifeste dans la portion supérieure de leur trajet : pédoncule, bulbe. Quant aux autres parties de la moelle, les cornes antérieures et les zones radiculaires antérieures sont assez souvent intéressées à un certain degré, leur atrophie a du reste été observée chez l'adulte hémiplégique par Babinski.

Les *racines, les troncs nerveux* participent souvent à cette atrophie, qui frappe ainsi toute une moitié du système nerveux. Leur diamètre est alors fortement diminué, mais cette atrophie paraît simple et n'a rien de commun avec la véritable névrite qui suit par exemple la destruction des cellules motrices.

Nous ferons la même réflexion pour l'état des muscles. Leur réduction rapide et la réaction de dégénérescence sont étrangers au tableau clinique de l'hémiplégie infantile. Mais on note souvent un degré notable de flaccidité et les masses musculaires pincées entre les doigts sont amincies.

Le tissu cellulaire n'est influencé qu'à un faible degré. Les membres perdent souvent 1, 2, 3 centimètres de circonférence, mais en général aux dépens de la musculature. Cependant il faut d'autant moins exclure la participation du tissu conjonctif que quelquefois ce dernier est au contraire le siège d'une *lipomatose sous-cutanée* prédominant aux extrémités et dont on trouvera dans nos observations un exemple très net (Obs. VIII).

Les *troubles trophiques cutanés* ne sont pas rares, comme on le verra dans notre analyse clinique.

Un des exemples les plus remarquables d'altérations trophiques est fourni par l'*arrêt de développement des os* du côté malade et surtout des os longs des membres.

On peut avoir pour la jambe et le bras des raccourcissements de 2, 3, 4 centimètres pourvu que le début de l'affection soit précoce. Les deux observations de Jendrassik et Marie sont à cet égard parmi les plus remarquables; dans nos observations le raccourcissement du membre n'a pas été remarqué, il était pour le moins très médiocre et nous pensons qu'il en est fréquemment ainsi.

Il y a des raisons de croire que l'agénésie osseuse est un phénomène commun à tout le système osseux, on devrait donc l'observer notamment à la face et au *crâne*. Pour le crâne, elle se trahirait par une réduction de la boîte osseuse portant sur le côté opposé à la lésion. Nous avons vu précédemment que le côté correspondant à la lésion doit aussi envahir dans le même sens l'influence directe. Quelle est la résultante de l'action de ces deux facteurs combinés? Comment est fait le crâne des enfants hémiplégiques?

C'est un problème qu'on ne pourrait résoudre qu'en comparant un grand nombre de tracés crâniométriques. Les enfants que nous avons observés et qui avaient en majorité des hémiplégies bénignes et tardives ne présentaient pas de déformations crâniennes apparentes. Mais il n'en est pas toujours ainsi. M. le Dr Legrain (de Ville-Evrard) qui observe un grand nombre d'enfants idiots et hémiplégiques pense que les *déformations croisées* prédominent sur les déformations directes.

Si l'épilepsie, comme on vient le soutenir, était attribuable à une sclérose cérébrale précoce et fruste on pourrait établir une relation entre cette sclérose inégalement répartie, l'inégalité de poids des hémisphères chez les épileptiques fréquemment signalée (voy. ci-dessus), et l'asymétrie crânienne qui est à peu près de règle chez eux. Lasègue pensait que cette asymétrie, ou plutôt l'asymétrie du trou occipital dont elle était l'expression était la cause même du mal comitial ; elle n'en serait plus qu'une conséquence éloignée.

CHAPITRE II

Clinique.

A partir de ce moment, nous nous désintéresserons complètement des théories dont l'histoire des paralysies cérébrales infantiles est encombrée et que nous nous sommes efforcé d'exposer dans les chapitres précédents. Nous ne présenterons que des faits cliniquement observés.

Les paralysies qu'on voit dans l'enfance, en dehors des maladies de la moelle, des nerfs, et des muscles, sont de deux sortes. Les unes relèvent d'une lésion constatable des hémisphères et sont l'analogue de l'hémiplégie organique des adultes, malgré la différence des symptômes. Les autres ne semblent pas s'accompagner de lésion; ce seraient donc des troubles dynamiques. Elles ne surviennent guère que dans la seconde enfance, au voisinage de l'âge adulte, où elles possèdent des similaires : hystérie, chorée, imitation. Ce sont naturellement les premières qui formeront le noyau de notre description ; elles apparaissent sous la forme d'hémiplégie totale ou de diplégie totale. Nous ne pensons pas que l'existence de monoplégies dissociées ou d'hémiplégies incomplètes (moins la face) soit admissible jusqu'à un âge relativement avancé. L'hémiplégie infantile consécutive aux lésions cérébrales est donc la forme typique. C'est un véritable syndrome, dont les caractères paraissent complètement indépendants de la nature des lésions, et même, jusqu'à un certain point, de leur localisation. Le facteur déterminant est unique : c'est l'âge auquel le malade est atteint ; à mesure que l'enfant vieillit, et que son cerveau devient adulte, ces paralysies se rapprochent par leurs caractères de celles de l'homme fait jusqu'à s'identifier avec celles-ci.

Étiologie.

Nous avons énuméré les lésions primitives qui frappent le cerveau de l'enfant et la série des conséquences anatomiques qu'elles entraînent ; mais presque partout le facteur causal s'est dérobé à nos investigations.

Nous plaçant à un autre point de vue, nous rechercherons maintenant la causalité, au moyen des observations cliniques.

L'*âge* des sujets n'est pas indifférent. Très souvent on accuse une origine congénitale. Sur les 103 observations d'Audry, (porencéphales) il en est 58 où le début est daté. Parmi celles-ci 34 remonteraient à la naissance ; mais il est bien difficile, en pareille matière, de s'en tenir au témoignage des parents eux-mêmes sur des faits déjà anciens.

Nous pensons que l'origine congénitale est admissible, mais que la proportion des cas de ce genre ne saurait être déterminée.

Pour ne citer que les faits constatés de visu, nous trouvons :

Deux cas d'hémiplégie congénitale (Quinquaud, Gibb), un petit nombre d'hémiplégies datées de la naissance. Elles sont réunies pour la plupart dans ce que nous avons dit plus haut.

Wallenberg énumère 18 cas congénitaux, mais sa critique ne paraît pas suffisamment sévère. Audry, sur les 34 cas considérés comme congénitaux, en reconnaît 7 pour authentiques (Piorry, Triaudière, Turner, Heschl, Campbell-Clark, Hügel, Biswanger) ; mais, à les regarder de près, aucun d'eux ne nous paraît concluant. Ce que nous avons dit de l'état des centres corticaux du fœtus à terme justifie notre réserve ; mais nous sommes très disposé à croire qu'un certain nombre de lésions fœtales ou obstétricales peuvent se traduire par des paralysies, non au moment de la naissance, mais dans un délai assez bref.

A partir de la première année de la vie, l'hémiplégie paraît diminuer de fréquence avec l'âge. Ainsi, Wallenberg dit que, sur 160 cas, 19 fois l'affection était congénitale ; 35 fois, elle datait de la première année, 29 fois de la deuxième, 17 fois de la troisième, 9 fois de la quatrième, 9 fois de la cinquième, 13 fois de la sixième, 6 fois de la septième, 4 fois de la huitième, 5 fois de la neuvième, etc... Strümpell dit que l'hémiplégie infantile *spastique*, sur 24 cas, s'était montrée 7 fois dans la première année, 8 fois dans la deuxième, 4 fois dans la troisième, etc... Le plus jeune des malades avait quatre semaines, le plus âgé 6 ans. Ces chiffres sont moins intéressants que les précédents, parce qu'ils n'ont trait qu'aux cas typiques, rares après une certaine période de la vie. On peut remarquer que cette fréquente décroissance est exactement en rapport avec celle de la mortalité infantile. C'est dans l'âge le plus tendre que l'enfant est le plus exposé aux infections et aux cachexies, dont les lésions cérébrales constituent une expression.

Le *sexe* nous semble parfaitement indifférent. La sexualité ne peut jouer, à cet âge, qu'un rôle très effacé. Wallenberg donne 89 filles et 71 garçons. Dans les statistiques d'autres auteurs, l'un ou l'autre sexe prédomine, suivant le milieu où les séries ont été puisées (asiles, etc.).

L'étude de l'*hérédité* donne des résultats absolument contradictoires. Chez un grand nombre de malades, les antécédents sont extrêmement chargés, et il est difficile de ne pas leur attribuer un rôle. Tantôt on trouve, chez les parents, les ascendants et collatéraux, des signes habituels de l'hérédité nerveuse, et tout particulièrement les *convulsions de l'enfance*, l'épilepsie, etc. La malade qui fait le sujet de l'observation I de Jendrassik et Marie avait une mère hystéro-épileptique, à attaques mixtes alternantes, dont le crâne était fortement déformé, fille elle-même d'un suicidé. Elle aurait eu une attaque à la suite du coït fécondant. Un frère de 17 ans a des idées bizarres. Pas de renseignements sur le père. Il s'agit ici d'un cas typique d'atrophie lobaire primitive dont le début remonte à l'âge de 2 ans.

D'autres fois, on ne trouve rien de précis chez les parents et leur entourage ; c'est une série de frères et sœurs diversement atteints, qui accusent l'hérédité morbide. Ainsi la seconde malade de Jendrassik et Marie, dont les parents ne présentaient rien de spécial, fait partie de la série suivante : 14 enfants : 1 mort-né — 2, bien — 3, bien — 4, mort à 4 mois de méningite — 5 et 6, jumelles nées à 8 mois, vécurent 24 heures (la mère affirme qu'elles avaient des dents ?) — 7, chétif — 8, bien — 9, mort à 5 mois — 10, la malade — 11, mort à 5 mois de méningite — 12, mort à 5 mois de méningite — 13, mort à 6 semaines — 14, fausse couche. Il s'agit d'un cas d'atrophie lobaire primitive ayant débuté à trois ans.

Une observation plus singulière est la suivante (Van den Heyden, cité par Marie) : Hémiplégie gauche avec attaques, 17 ans; un frère de 15 ans a une hémiplégie gauche avec contracture, mais sans attaque, 3 frères ou sœurs sont morts de convulsions, après avoir été paralysés du côté gauche. On ne peut manquer de se rappeler à quel degré l'hémiplégie d'adulte est héréditaire.

Dans ces cas où les parents semblaient indemnes, on peut penser : ou bien que l'enquête poursuivie sur leur entourage a été insuffisante, ou bien qu'il s'agit d'un état pathologique qui s'est développé chez les parents eux-mêmes. Ceci nous amène à parler de la *syphilis héréditaire* ou *acquise*. M. le professeur Fournier enseigne que l'hémiplégie est exceptionnelle dans la syphilis du jeune âge ; on cite néanmoins quelques cas où la syphilis a pu être incriminée, soit du fait de la syphilis avérée des parents : (Jules Simon, Gaudard, 2 cas), soit par la constatation des stigmates syphilitiques (Germain Sée, Jendrassik et Marie, Audry, Moncorvo), soit enfin par les résultats du traitement (Marfan). Ainsi l'influence de la syphilis paraît indéniable.

La syphilis pourrait être présumée pour d'autres raisons : la polyléthalité des nouveau-nés syphilitiques a été mise en relief par M. le professeur Fournier, et les familles où l'on voit les enfants mourir en grand nombre sont généralement tenues pour plus que suspectes. Cette opinion si répandue nous paraît très exagérée. Dans notre séjour prolongé à l'hôpital des Enfants-Malades, nous avons eu l'occasion d'étudier un grand nombre de familles, d'interroger un grand nombre de mères ; nous avons été frappé, comme tant d'autres, de la mortalité qui sévit si cruellement sur les enfants de certaines familles parisiennes, très souvent, malgré toute notre bonne volonté, nous n'avons pu trouver dans ces familles aucune trace de syphilis ; en revanche les stigmates de l'hérédité nerveuse y abondaient. Les enfants mouraient presque tous dans le cours des premières années, après avoir présenté des convulsions ; leurs frères et sœurs survivants avaient aussi des attaques répétées de convulsions. D'autre part, on sait que les convulsions s'observent fréquemment, chez les petits hémiplégiques. antérieurement au début de leur affection ; ainsi que chez leurs frères et sœurs restés indemnes. Nous pensons donc qu'à côté de celle des syphilitiques il existe une *polyléthalité infantile des dégénérés héréditaires,* dont les convulsions sont l'agent principal et qui doit présenter un lien avec une certaine forme de l'hémiplégie infantile ou de la diplégie avec idiotie.

L'histoire ci-dessus de la petite Gal... en donne un exemple : *Sur 14 enfants* dont une *hémiplégique,* un mort-né, une fausse couche et deux jumelles nées à 8 mois, *cinq* enfants étaient morts dans le premier semestre et 3 de ceux-ci de méningite, mot qui dans la bouche de la mère ne pouvait vouloir dire autre chose que convulsions. Nous avons eu l'occasion de voir un cas semblable à la campagne. Adèle B... reste intelligente jusqu'à l'âge de 3 ans; à ce moment elle a des convulsions, reste au lit plusieurs mois et devient complètement idiote avec contractures légères des quatre membres (diplégie). Une sœur est intelligente, mais hystérique : elle a 12 enfants, dont 7 meurent en bas âge, presque tous avec des convulsions. Les cinq autres présentent des stigmates incontestables de dégénérescence héréditaire et 2 d'entre eux pissent encore au lit à un âge avancé. On retrouve une hérédité analogue dans une de nos observations. Carp..., Marie (Obs. X), avait 11 frères et sœurs, dont 9 morts de convulsions avant 3 mois. Les deux autres avaient également eu des convulsions.

Par contre, dans un très grand nombre de cas, les antécédents familiaux paraissent excellents. Dans les observations personnelles qu'on trouvera bientôt, la part de l'hérédité semble très minime. Il y a là une contradiction apparente, mais rien n'empêche de penser, étant donnée la variété des formes anatomiques, qu'un certain nombre d'entre elles sont en rapport avec l'hérédité nerveuse et que d'autres ont pour seule cause le hasard des infections ou des cachexies. Ce sera la tâche de l'avenir de décider si une forme donnée, par exemple la sclérose lobaire, la méningite chronique, l'hémorrhagie cérébrale appartient à l'une ou l'autre catégorie.

Les émotions de la mère au moment de la conception, ou

dans le courant de la grossesse, sont alléguées par quelques auteurs, mais nous n'en faisons mention que pour la forme.

Nous sommes tentés d'attribuer plus d'importance, malgré l'absence de témoignages positifs, aux traumatismes intra-utérins et aux maladies infectieuses du fœtus, en vertu des considérations qui vont suivre.

Le *traumatisme au moment de l'accouchement* a été étudié plus haut en détail dans toutes ses modalités, contusion, hémorrhagie, etc..., et entre certainement pour une part importante dans cette étiologie. Cette part serait encore plus considérable, si on admettait que des lésions datant de la naissance peuvent rester muettes pendant un certain temps et donner des symptômes au bout d'un délai variable.

Le *traumatisme chez l'enfant* revendique aussi sa place : on en possède quelques observations que nous avons relatées ci-dessus.

En dehors de cette influence mécanique, l'hémiplégie infantile parait provoquée, dans un très grand nombre de cas, par les *maladies infectieuses*, et notamment les *fièvres éruptives*. La plupart des auteurs sont d'accord sur ce point (Cotard, Benedikt, Heine, Gaudard, Strümpell, Marie, Wallenberg, Jules Simon). En première ligne on cite la scarlatine, puis la rougeole, la fièvre typhoïde, la variole ; et, avec une moindre fréquence, la diphtérie. la fièvre rémittente, les oreillons, la maladie de Werlhof, la coqueluche. Deux fois (Heine, Marie) on l'a vue succéder à l'éruption vaccinale. Pour Richardière, qui semble traiter exclusivement de la sclérose cérébrale, au-dessous de 2 ans, l'hémiplégie des enfants reconnaitrait pour cause l'hérédité ; passé ce délai, les maladies infectieuses devraient surtout être incriminées. Mais d'abord, au-dessus de 2 ans, l'hémiplégie survient très souvent en dehors des maladies ci-dessus énoncées. C'est aussi le cas de la paralysie atrophique, dont elle se rapproche à tant d'égards, au point de vue étiologique, et que l'on s'accorde généralement à considérer comme une maladie infectieuse. On peut dès lors se demander avec Marie (1), si dans

(1) Cet auteur cite, à ce propos, l'obs. suivante de P.-G. Möbius : Le frère et la sœur, âgés le premier de 3 ans, la deuxième d'un an 1/2, après avoir présenté

ces cas, en apparence spontanés, la lésion cérébrale ne relève pas, bien souvent, d'une infection indéterminée, spécifique ou banale. Dans les cas même où l'on invoque une maladie infectieuse déterminée, rougeole, scarlatine, etc., il reste à savoir si la lésion cérébrale ne relève pas d'une infection secondaire. Dans notre pensée, le majorité des hémiplégies de l'enfance sont dues à une infection peut-être univoque, peut-être variable; transportons ces idées dans les deux premières années de la vie.

On ne peut nier aujourd'hui que les maladies infectieuses n'y soient, pour le moins, aussi fréquentes qu'à aucune autre période de la vie.

Les formes typiques décrites chez l'adulte, rougeole, scarlatine, fièvre typhoïde, etc., n'y font même pas défaut, mais elles doivent être très souvent méconnues dans la clinique courante. Combien sont plus fréquentes les infections mal définies ou innommées correspondant aux formes diverses de *diarrhée*, de *broncho-pneumonie*, de *purpura !* De quel droit voudrait-on leur refuser la propriété de produire des lésions cérébrales, alors que celles-ci s'observent si fréquemment à l'âge correspondant?

Maintenant, en face de la part de l'infection, que reste celle de l'hérédité et quelle valeur conserver aux circonstances que nous alléguions précédemment? Nous pensons que la part de l'hérédité est très grande et qu'elle consiste en une prédisposition qui fait du cerveau un *locus minoris resistentiæ*, et cela particulièrement à l'égard des infections. Cette prédisposition se trahit, chez les enfants destinés à être hémiplégiques, comme chez leurs frères et sœurs, par les convulsions dont ils sont si fréquemment atteints et dont, en somme, ils se tirent sains et saufs dans la majorité des cas (*méningites guéries* des mères de famille). Leur cerveau réagit à la moindre perturbation infectieuse (convulsions de la coqueluche chez les prédisposés, etc.). Tantôt les convulsions disparaissent, tantôt elles entraînent la mort, tantôt elles laissent à leur suite une hémiplégie ou une

tous deux des symptômes généraux (fièvre, état gastrique) pendant quelques jours, furent presque simultanément atteints, la sœur de paralysie atrophique spinale, le frère d'hémiplégie spasmodique infantile.

diplégie avec idiotie : mais des phénomènes de cet ordre peuvent être provoqués de toutes pièces, par l'intensité de l'infection, chez des sujets non prédisposés. La part de l'infection n'en reste pas moins considérable ; on peut même penser que son action se fait sentir avec plus d'énergie dans les premières années de la vie, qui sont l'âge par excellence des convulsions.

A mesure que l'enfant avance en âge, les conditions de débilité du cerveau disparaissent et cet organe acquiert une résistance anatomique qu'il ne perdra plus qu'aux approches de la vieillesse. Il faut désormais des causes exceptionnelles pour y porter des lésions : traumatisme, otites purulentes, syphilis, etc. La méningite tuberculeuse peut encore provoquer quelques cas d'hémiplégie.

Mais, en même temps, les fonctions cérébrales se développent avec une complexité croissante et cette période de transformation qui précède et accompagne le développement de la puberté est l'âge par excellence des troubles fonctionnels. Nous voulons parler de la chorée, apanage presque exclusif de la seconde enfance, de l'hystérie, dont la précocité paraît plus grande qu'on ne l'avait pensé. Nous citons plus bas l'observation d'un hystérique de trois ans et demi (Georges Daun...), et dernièrement nous avons pu voir, à la consultation de M. Cadet de Gassicourt, un petit garçon de 2 ans et demi, atteint d'attaques dont le caractère n'était pas douteux. La chorée et l'hystérie donnent lieu dans l'enfance à des hémiplégies que nous avons voulu faire rentrer dans le cadre de notre étude, ne fût-ce qu'au point de vue du diagnostic.

L'imitation et la simulation forment un chapitre pathologique qui tient, par plus d'un lien, aux paralysies dynamiques proprement dites. L'intérêt qu'elles présentent au point de vue du diagnostic et de la psychologie est extrême, mais leur étude exigerait des développements spéciaux qui ne peuvent trouver place ici.

Hémiplégies organiques de l'enfance.

C'est la forme que nous étudierons avec le plus de soin, et qui servira de pivot à notre description symptomatique.

A. — Début.

Le début, dans certains cas, remonte à la naissance ou aux premiers jours de la vie ; nous ne reviendrons pas sur ce point, sur lequel nous nous sommes longuement appesanti. D'une façon générale, le témoignage tardif des parents ne nous paraît pas une raison péremptoire d'admettre le début congénital. L'hémiplégie éclate de préférence dans les 5 à 6 premières années de la vie.

Consécutive au traumatisme, elle se manifeste aussitôt que se sont dissipés les symptômes de la commotion cérébrale.

Dans les autres cas, le début se fait d'une façon variable.

Très souvent on manque de renseignements précis et les parents racontent qu'eux-mêmes ou la nourrice, se sont aperçus, à telle ou telle date, d'ordinaire peu définie, que l'enfant se servait mal de ses bras et de ses jambes. La déviation de la face passe le plus souvent inaperçue.

Si l'on s'en tient aux cas où les symptômes initiaux ont été exactement constatés, soit par le médecin, soit par des parents attentifs et intelligents, on peut établir les modalités suivantes :

1° Très souvent une attaque de *convulsions* marque le début des accidents et cette attaque n'est pas toujours la première que le malade ait éprouvée ; il peut avoir eu antérieurement une ou plusieurs attaques semblables. Ces convulsions peuvent ne pas constituer une attaque unique et persister pendant une période de plusieurs mois sous formes (plus ou moins répétées) d'attaques subintrantes. Elles éclatent au milieu d'une santé parfaite ; d'autres fois, elles sont précédées et accompagnées d'un état général manifestement infectieux, fièvre, *diarrhée*, etc., ou bien enfin elles [illegible]viennent au cours d'une maladie aiguë : rougeole, scarlatine, [illegible]... (voir l'Étiologie).

Ce mode de début convulsif est assez conforme aux idées que nous avons exposées plus haut sur la nature infectieuse des lésions causales.

2° Dans une autre série de faits, les symptômes apparaissent sans bruit. On s'aperçoit subitement, très souvent au réveil, que l'enfant, parfaitement sain quelques heures auparavant, a maintenant un côté paralysé.

3° Enfin on peut se demander s'il n'y a pas aussi un début progressif, où la paralysie, au lieu de s'affirmer d'un seul coup au maximum, se développerait d'une façon croissante. Il faudrait pour l'établir des témoignages plus précis que ceux dont on dispose d'ordinaire.

B. — État initial.

Le tableau de l'hémiplégie au moment où elle fait son apparition paraît varier avec les âges. Il est médiocrement connu, les médecins n'ayant pas fréquemment l'occasion de l'observer.

1° A la naissance et dans les premiers jours de la vie, l'hémiplégie (voir les cas rassemblés ci-dessus) est certainement totale et frappe les membres et la face : le bras et la jambe du côté paralysé sont plus ou moins dépourvus de mouvements, comparés à ceux du côté opposé, et la force de ces mouvements est diminuée, comme on peut s'en convaincre en essayant de les arrêter. Cela est d'autant plus remarquable que les mouvements à cet âge, et notamment ceux du côté opposé, *paraissent* à l'observation de simples réflexes. La face paraît symétrique, au repos, grâce à l'abondance du tissu adipeux ; mais, pendant le cri, le côté paralysé contraste par son immobilité avec le côté sain. La succion et la déglutition ne paraissent pas entravées. *Le facial supérieur paraît intéressé dans la majorité des cas*, ainsi que nous nous sommes efforcé de l'établir plus haut. On sait que, chez l'adulte, le facial supérieur passe pour être respecté : mais si on y regarde de près, on trouve que l'orbiculaire du côté malade chez les hémiplégiques présente presque toujours un certain degré de parésie (O. Berger, etc.). Mais nous ne connaissons pas d'observation où, chez l'adulte, l'œil reste découvert comme dans la paralysie faciale périphérique, et c'est ce qui paraît arriver fréquemment chez les nouveau-nés. Nous ne pensons pas que cette particularité curieuse ait été mise en relief jusqu'à présent. Nous laissons à d'autres la tâche de l'expliquer.

L'œil a été trouvé dévié, dans deux ou trois cas ; il doit l'être assez souvent, car la déviation des yeux existe au moins dans un tiers des observations d'hémiplégies constituées.

L'état de la langue et du voile n'a pas fixé l'attention des observateurs.

2° Dans le cours des deux ou trois premières années, le tableau de l'hémiplégie se modifie un peu. L'immobilité des membres est souvent plus complète, et, de plus, on peut constater, à côté de l'atténuation des réflexes, l'abolition des mouvements volontaires, la marche est naturellement perdue. A la face, la paralysie, on l'a dit, passe souvent inaperçue. Il est donc probable que désormais le facial supérieur n'est pas intéressé au même degré.

Un symptôme nouveau est l'*aphasie*. On raconte très souvent d'un enfant frappé au cours de sa seconde année, qu'ayant commencé à parler il a cessé brusquement, au début de l'affection, pour refaire lentement son éducation à une époque plus tardive. Cette particularité extrêmement remarquable semble naturellement étrangère aux hémiplégies gauches.

Nous ne pouvons encore préciser l'état de la langue et du pharynx.

La sensibilité, que l'on est plus à même d'explorer, ne semble modifiée que dans un nombre de cas minime. On sait d'ailleurs combien l'hémianesthésie par lésion organique est rare chez l'adulte lui-même, si l'on prend soin d'éliminer l'hystérie sous toutes ses formes : apoplexie, intoxications, etc.

L'état de l'intelligence, dans la période primitive, n'est pas non plus suffisamment étudié.

3° A partir de 3 à 4 ans, l'hémiplégie se rapproche au début de celle de l'adulte ; nous n'en répéterons pas le tableau. L'aphasie s'observe maintenant d'une façon nette, grâce à la constitution maintenant complète de la faculté du langage. L'aphasie des enfants a été étudiée par Wernicke et Bernhardt, dont nous ne reprendrons pas la description. Elle présente des modalités moins nettes que celles de l'adulte. C'est essentiellement un signe du début : il est très rare de la voir persister intégralement, comme Cotard en avait déjà fait la remarque.

Une hémiplégie ainsi constituée peut disparaître au bout de quelques jours : on a alors affaire à une de ces *paralysies transitoires* signalées depuis longtemps par les auteurs et dont nous avons eu la bonne fortune de rencontrer un cas dans notre pratique.

Observation I (personnelle). Recueillie dans le service de M. Ollivier. — *Hémiplégie temporaire.*

Merc., Al., 19 mois, se présente à la policlinique le 1er septembre 1884. Assez bons antécédents héréditaires. La mère est un peu nerveuse et la grand'mère maternelle était assez nettement hystérique. Une sœur unique née à 7 mois et âgée de 3 ans est bien portante.

Née à terme, élevée au sein par la mère jusqu'à 17 mois. Soupe et bouillie à 10 mois, pas traces de rachitisme, marche à 15 mois ; elle n'est pas encore propre.

Il y a trois mois, elle a eu une entérite passagère avec un peu de fièvre, quelques vomissements : on a pensé à une fièvre typhoïde. Depuis ce temps elle est bien portante.

Il y a deux jours, dans la nuit, elle profère quelques plaintes ; le matin, quand on veut lui passer sa brassière, elle crie, et on s'aperçoit que son bras gauche est inerte et sa face déviée ; elle continue à se plaindre, surtout quand on touche le bras. A 10 heures du matin, on la mène à la consultation de l'hôpital — le bras est flasque et les plaintes ont cessé. Immédiatement après, elle s'endort pendant 2 heures, contrairement à ses habitudes. Vers 3 heures, on s'aperçoit tout à coup, que le bras a recouvré ses mouvements. A cinq heures, le bras est de nouveau paralysé pendant une heure, mais, cette fois, sans douleur. La malade n'a pas vomi, pas louché, mais le lendemain matin elle a un peu de *diarrhée*.

Nous l'examinons ce jour-là, 24 heures après le début de l'affection. Pas de stigmates somatiques de dégénérescence : l'état du bras est parfaitement normal, le réflexe tricipital médiocre. La malade est très adroite de la main gauche (même remarque pour le membre inférieur, qui, au dire des parents, n'aurait pas été paralysé). Cependant le réflexe rotulien est aboli à gauche, tandis qu'il est exagéré du côté opposé.

La joue est encore paralysée. La joue gauche est plus développée, étalée et remontée : la commissure gauche est abaissée, mais pendant le cri, c'est elle qui reste plus élevée que la commissure droite. Nous ne réussissons pas à faire rire l'enfant ; la langue n'est pas déviée. Intelligence très vive ; pas de troubles de la parole.

Nous ne pensons pas qu'on puisse faire d'hypothèse plausible sur le point de départ de ces paralysies temporaires, qu'il convient de distinguer avec soin des hémiplégies temporaires post-épileptiques, dont nous donnerons un exemple plus loin.

C. — Période d'évolution.

Dans la grande majorité des cas, l'hémiplégie persiste indéfiniment. Elle ne reste pas stationnaire pour cela, mais elle évolue suivant des voies spéciales, qui, bien plus que le tableau du début, sont caractéristiques de la paralysie infantile.

L'hémiplégie de l'enfant a une double tendance. D'une part, en vertu de l'état évolutif de l'organisme auquel elle vient s'opposer, elle aboutit à l'*atrophie*; d'autre part, pour une raison encore inconnue, elle entraine à sa suite la contracture, à un degré bien supérieur à l'hémiplégie de l'adulte. Cette contracture elle-même, tantôt survient sous la forme brutale qui entraine l'immobilité des membres, tantôt se manifeste par des types anormaux du mouvement très analogues à la contracture latente de l'adulte et dont l'athétose vraie est le dernier degré.

En tous cas, cette évolution est assez lente; on la prend en quelque sorte sur le fait dans les quatre observations qui vont suivre.

OBSERVATION II (personnelle). Recueillie dans le service de M. OLLIVIER. — *Apoplexie. — Hémiplégie droite. — Mort. — Méningite tuberculeuse.*

Go..., Félicie, 3 ans 1/2, entre le 17 août 1886, salle Ste-Elisabeth, n° 38.

Antécédents héréditaires. — Mère très nerveuse, méchante, alcoolique, elle a eu trois grossesses à terme, pas de fausses couches. Deux frères bien portants.

Antécédents personnels. — Née à terme, élevée au sein par la mère jusqu'à 11 mois; marche à 14 mois, parle vers 18 mois. A eu récemment la rougeole. Elle a été cruellement maltraitée par sa mère qui lui frappait la tête contre la muraille en la prenant par les oreilles. Elle a ses quatre incisives supérieures cassées et la lèvre fendue.

Début.— Le 23 juillet à 7 heures du soir, sans aucun prodrome, elle est prise de convulsions qui siègent exclusivement dans le côté droit du corps. Elle tombe, et reste sans connaissance jusqu'au lendemain matin à 5 heures. Quand elle revient à elle, elle a perdu la parole et le côté droit est entièrement paralysé.

État actuel (18 août, 15e jour). — Enfant robuste. Pas de caractères somatiques de dégénérescence.

Paralysie faciale droite légère. La convexité de la joue est remontée, pendant le cri la commissure gauche s'abaisse plus fortement. La langue n'est pas déviée.

Pas de strabisme, pupilles égales.

Membre supérieur droit, égal à son congénère à la mensuration. Flaccidité appréciable au pincement des masses musculaires. Réflexe tricipital exagéré. Le membre est incapable d'aucun mouvement volontaire, son attitude est passive et n'a rien de spécial. Mais pendant les quintes de coqueluche l'avant-bras exécute quelques mouvements convulsifs de flexion peu étendus. On ne provoque cependant pas de mouvements associés.

L'omoplate écartée du tronc regarde en dehors.

Membre inférieur droit. Pas de flaccidité appréciable ou de différence à la mensuration. Réflexe rotulien très augmenté, normal à gauche; phénomène du pied accentué le jour de l'entrée, disparaît rapidement. La motilité fait en 8 jours sous nos yeux d'énormes progrès, le membre d'abord posé inerte sur le lit revient rapidement à l'attitude de son congénère. L'enfant exécute toute espèce de mouvements volontaires. En la tenant on peut la faire marcher, elle fauche alors très largement et pose son pied par le talon.

Pas de troubles *trophiques* ni *sensitifs*.

Aphasie. — Le premier jour elle ne disait pas un mot malgré l'intégrité évidente de l'intelligence. Depuis, elle a appris à dire quelques mots : oui, non, à boire, maman. Elle parle mieux à l'improviste que lorsqu'elle s'efforce de répéter un mot.

Intelligence très médiocre, mais ne semble par modifiée; elle urine et gâte sous elle.

Complications. — On a dit qu'elle vient d'avoir la rougeole. De plus elle commence à tousser et sa toux est nettement coqueluchoïde. D'ailleurs il y a une épidémie de coqueluche dans la salle. Mais peu à peu sa santé décline, elle ne mange plus, devient très abattue, ne répond qu'à peine aux questions ; toutefois pas de cris, elle ne devient pas grognon. Il survient un peu de fièvre tous les soirs. Les poumons s'emplissent de râles. Finalement elle meurt de marasme le 20 septembre.

Autopsie. — Il existe une caverne au sommet du poumon gauche; dans le médiastin 4 ou 5 gros ganglions caséeux. Enfin les deux poumons et les plèvres sont farcis de tubercules miliaires semi-transparents; il existe encore dans le lobe supérieur gauche un foyer de pneumonie caséeuse. Les viscères ne présentent rien de notable, excepté la rate qui est le siège de nombreuses granulations.

A l'ouverture du crâne on trouve tous les signes d'une *méningite tuberculeuse* commune sans prédominence locale : adhérence de la pie-mère, avec congestion et œdème, nombreuses granulations sur le trajet des vaisseaux. Il existe également un excès de liquide dans les ventricules qui sont distendus.

Sur la coupe toutes les parties de l'encéphale présentent une teinte rosée congestive.

On découvre tout à la pointe du lobe occipital gauche, à 1 centimètre de son sommet, *deux tubercules* caséeux gros l'un comme un pois, l'autre comme une noisette.

Réflexion. — La méningite tuberculeuse a été évidemment la cause déterminante de l'hémiplégie, mais par quel mécanisme, nous ne saurions le dire. Observons que jusqu'à la mort la motilité est restée intacte du côté gauche bien que les lésions encéphaliques fussent en apparence parfaitement symétriques. Contentons-nous de rapprocher ce cas des cas analogues déjà connus (v. plus haut).

Au point de vue spécial de l'hémiplégie, il existait déjà les premières traces d'évolution : récupération partielle du langage, restauration de la motilité dans le membre inférieur.

Observation III (personnelle). Recueillie dans le service de M. le Professeur Grancher. — *Hémiplégie droite et aphasie datant de deux mois. — Hystérie précoce.*

Georges Daun..., 3 ans 1/2, venu le 31 juillet 1887 à la Policlinique.

Antécédents héréditaires. — Père 36 ans, bien portant, migraineux, un peu coléreux, un peu alcoolique ; sa mère était migraineuse.

Mère, 33 ans, suspecte d'hystérie, pas d'attaques, pleure et rit sans raisons, sensation de picotement à la gorge, quand elle est émue.

Grand-père maternel bien portant.

Grand'mère maternelle est nerveuse au même degré que sa fille.

Oncle maternel. Mort d'apoplexie à la seconde attaque.

Deux sœurs de la mère sont également nerveuses, sans attaques. L'une d'elles a pissé au lit pendant très longtemps.

La mère n'a pas eu de fausses couches ; 2 grossesses à terme, une sœur de 17 mois est nerveuse et impressionnable, d'ailleurs bien portante.

Antécédents personnels. — Né à terme, élevé au sein par la mère jusqu'à 17 mois. A mangé à 3 mois (il a les poignets un peu gros), premières dents à 11 mois, marche à 15 mois, dit les premiers mots à 18 mois ; à 3 ans il parlait très bien ; pisse au lit jusqu'à 3 ans.

A 7 mois, rougeole, 2 attaques de convulsions. Pneumonie à 2 ans 1/2 ; pas d'autres maladies. C'est un enfant très robuste.

Début de l'affection. — Il y a 2 mois, il a une *fluxion de poitrine* (diagnostic du médecin), on applique un vésicatoire, on le tient au lit 15 jours ; pas de convulsions. Quand il se lève, il traîne la jambe droite et laisse tomber inerte le bras du même côté. Il semble que la face n'ait rien, mais il parle plus lentement, il nasonne, il accroche quelquefois les mots. Cette aphasie s'est aggravée vers la fin du premier mois. On raconte qu'il y a 15 jours, étant chez sa grand'mère à la campagne, il a eu une *attaque de convulsions.*

État actuel. — Très bel enfant, rose, gros et gras. Crâne, face osseuse, dents, palais, oreilles très corrects.

La joue droite est plus développée, comme aplatie, étalée, la courbure est remontée, la commissure est abaissée du même côté et il s'écoule un peu de salive ; dans le cri, la bouche s'ouvre plus grande à gauche, la pointe de la langue s'incline à gauche. Le voile est symétrique, la luette n'est pas déviée. L'enfant ne louche pas ; pupilles égales.

Au membre supérieur droit la mensuration ne montre pas d'atrophie, mais, à la palpation, les masses musculaires, sans paraître atrophiées, présentent une flaccidité très appréciable. Réflexe tricipital très accusé ; il est déjà assez notable du côté opposé. *Le membre est absolument immobile,* même dans les secousses de l'attaque d'hystérie que nous avons observée, mais *il est le siège d'une raideur assez notable.* Généralement l'avant-bras est un peu fléchi sur le bras, les premières phalanges sont étendues, les deuxièmes et troisièmes à demi fléchies.

Le membre inférieur, également normal à la mensuration, ne présente pas de flaccidité appréciable ; on y note *une certaine raideur* et une faiblesse très marquée de la résistance à l'extension. Le pied a une tendance très légère au varus équin, le gros orteil se relève un peu. Tous les mouvements volontaires s'exécutent en apparence assez bien ; néanmoins la marche est devenue impossible. Le réflexe rotulien est très exagéré : un seul choc donne 2 et 3 secousses. Il en est à peu près de même du côté opposé. Le phénomène du pied ne s'observe qu'à droite ; il est très marqué. Le tronc ne présente pas de déviation appréciable. L'aphasie a fait de grands progrès depuis le début : alors, l'enfant parlait lentement, manquait des mots et pleurait de dépit ; actuellement il ne dit plus que quelques mots : papa, maman, oui, non... La grand'mère a été témoin de cette aggravation graduelle. La sensibilité est intacte. L'enfant était et est resté intelligent : il comprend manifestement tout ce qu'on dit en sa présence.

Attaque hystérique. — Pendant qu'on déshabille l'enfant, il se met en colère. Nous le trouvons, les jambes raidies, les deux pieds en varus équin ; il cherche à mordre et à égratigner ses parents, qu'il n'a pas l'air de reconnaître, *sa main droite reste immobile* ; il crie à tue-tête, mais ses cris sont inarticulés. On le couche. Mouvements sans but du bras gauche et de la tête ; puis la jambe gauche commence à être prise de convulsions. L'enfant cherche à se mettre en arc de cercle : la nuque s'étend fortement ; d'autre part, il prend un point d'appui sur le lit avec son talon gauche, mais comme l'autre jambe est restée en extension, il n'aboutit qu'à se retourner sur le ventre. Ces tentatives d'arc de cercle durent bien 5 minutes. Le malade n'exécute pas de mouvements de bassin. A plusieurs reprises, les yeux se portent en élévation (extase) ; il ne pisse pas, ne se mord pas la langue. La compression des testicules reste sans effet. A ce moment, il commence à reconnaître les assistants : soupirs répétés ; il semble que la position horizontale détermine de nouveaux spasmes. Puis il appelle sa mère, plusieurs fois, et se réfugie dans ses bras ; il est très abattu, cependant il ne pleure pas. Résolution complète, à la faveur de laquelle nous explorons les réflexes.

Les parents racontent que, le matin, dans la salle de consultation, il a été pris d'une crise semblable à celle-ci, y compris l'arc de cercle, crise qui s'est terminée par une explosion de larmes ; puis il a demandé à uriner et il a uriné abondamment.

On se rappelle qu'il a eu, il y a 15 jours, chez sa grand'mère, une attaque sur laquelle nous manquons de renseignements, et qui n'a pas amené de modifications dans son état.

Remarques. — Indépendamment de l'attaque d'hystérie précoce qui fait le principal intérêt de cette observation, on y voit un exemple d'hémiplégie commençant à évoluer chez l'enfant. La raideur des membres, l'exagération des réflexes tendineux annoncent le début des contractures. Comme il est de règle, l'impotence fonctionnelle présente son maximum au membre supérieur et son minimum à la face.

OBSERVATION IV (inédite). Communiquée par M. OLLIVIER.
Hémiplégie en voie d'évolution.

Brut..., Marie, 9 ans, se présente le 15 mars 1887, à la policlinique.

Antécédents héréditaires. — *Père*, sujet à des migraines fréquentes ; pas alcoolique.

Grand'mère, migraines.

Grand'mère maternelle, migraineuse.

Mère présente les traces d'une paralysie faciale gauche, commissure abaissée, sillon naso-labial dévié, la paupière est moins ouverte de ce côté.

Grand-père maternel, mort à 65 ans, d'hémiplégie droite, avec aphasie, mort au 5e jour.

Frères et sœurs : 3 fausses couches peu avancées : 2 garçons morts en bas âge, l'un d'entérite, l'autre, d'ophtalmie purulente; une fille de 9 ans, notre malade ; une fille de 7 ans, bien portante.

Antécédents personnels. — Élevée au sein par une nourrice, jusqu'à 18 mois. Marche à 13 mois. Pas d'accidents de dentition. Bonne hygiène. Bronchite à 4 ans. Coqueluche à 7 ans. Rougeole il y a 3 mois.

Début de l'affection. — Dans la nuit du 6 janvier, l'enfant se couche bien portante, et sans autre accident, se réveille paralysée. La paralysie porte sur le bras et la jambe gauche ; rien à la face (?).

Impossibilité absolue de remuer le bras et la jambe, et de les maintenir élevés.

Au bout de quelques jours, les mouvements reparaissent dans la jambe, et 1 mois après, elle recommence à marcher.

État actuel. — Rien aux poumons, ni au cœur.

Les mouvements d'élévation de l'épaule, du bras et de la main, les mouvements de pronation et de supination, ceux d'écartement des doigts sont abolis en grande partie. On note de la raideur dans les articulations.

Peu de chose du côté de la jambe.

La tête est abaissée du côté malade.

On n'a plus entendu parler de la malade.

Remarques. — D'après ce que nous dirons ultérieurement, la paralysie de la face a été méconnue. Dans ce cas, l'hémiplégie semblait en voie d'amélioration, et s'acheminait sans doute, vers un type atténué, comme ceux dont on verra plus bas des exemples.

Observation V (personnelle). Recueillie dans le service de M. Ollivier. — *Hémiplégie en voie d'évolution. — Contracture et atrophie notables.*

Leg.., Louise, 20 mois, entre le 10 août 1887 salle Ste-Elisabeth.

Antécédents héréditaires. — Père 22 ans, bien portant, intelligent ; grand-père paternel mort d'asthme à 38 ans. Grand'mère (qui présente l'enfant) intelligente, bien portante. Mère, 26 ans, très nerveuse, tousse depuis longtemps, elle est à l'hôpital, phtisique au dernier degré. C'est leur seul enfant, mais on ne sait pas si la mère n'en a pas eu d'autre antérieurement.

Antécédents personnels. — Élevée au biberon à la campagne par une nourrice, mal soignée, peut-être maltraitée ; on pense que la nourrice l'enivrait. Vers 6 mois au moment où elle faisait ses premières dents, elle a eu des convulsions très fortes ; on ne sait pas si la paralysie date de ce moment.

Elle aurait commencé dès 8 mois à dire quelques mots.

Elle n'a jamais su marcher toute seule, mais elle se promenait en s'appuyant sur une chaise qu'elle poussait devant elle.

Début de l'affection. — Quand on l'a retirée des mains de la nourrice il y a 6 mois (14 mois), on s'aperçut qu'elle avait le bras gauche plus petit que le droit et la jambe gauche aussi légèrement atrophiée. On n'a jamais remarqué la déviation de la face. Pas de maladie antérieure. Gros ventre actuellement.

État actuel, 15 septembre. — *Malformations* : Crâne symétrique, mais très bombé, les bosses frontales surplombent, dépassent la verticale. Circonférence max. : 45 cent. La fontanelle bregmatique reste très large, oreille bien faite. Belles dents, mais les arcades dentaires sont épaisses, ce qui donne au palais une apparence ogivale. La dentition est en bonne voie d'évolution.

Paralysie faciale. Joue gauche légèrement bouffie, étalée, il en résulte que la convexité s'est effacée et que l'angle de la courbure est remonté de ce côté. La peau est tremblotante d'une manière très appréciable.

La commissure gauche est abaissée et quand la malade crie, elle s'abaisse plus que sa congénère, mais elle ne présente pas comme elle un angle droit à 1 cent. de l'angle de la bouche. En même temps la joue, inerte, reste bouffie, tandis que les plis s'accusent à droite. La langue a sa pointe déviée vers *la droite* (*sic*) et son excursion vers la gauche est limitée. Rien au voile du palais, la luette est symétrique. Pas de strabisme, pupilles normales. Pas d'inclinaison latérale de la tête.

Membre supérieur. — Mensuration : Bras, circonférence maxima, droit : 12 1/4 ; gauche : 12 ; avant-bras droit : 13 ; gauche : 12 1/2.

Flaccidité appréciable à gauche à la palpation. Atrophie très légère qu'on peut constater en pinçant les muscles. Contraction idiomusculaire médiocrement développée des deux côtés, pas de myoœdème appréciable. On ne réussit pas à provoquer le réflexe tricipital non plus que les réflexes tendineux du poignet. Pas de mouvements associés.

Attitude ordinaire — Le bras est en adduction, l'avant-bras demi-fléchi et en pronation, les doits légèrement fléchis en cône.

Les mouvements volontaires à gauche se réduisent à quelques déplacements latéraux du bras de peu d'amplitude. Il existe sur le membre supérieur gauche une légère desquamation furfuracée.

Membre inférieur. — Mensurations : circonférence max., cuisse dr. 22 ; gauche 21 ; mollet droit = 15 1/4 ; gauche 14 3/4. A gauche flaccidité très marquée, atrophie légère. Réflexe tricipital exagéré, normal à droite.

Pas de phénomène du pied.

Le pied est en varus équin, mais il résiste peu à la flexion.

Force bien conservée, ainsi que les mouvements volontaires (chatouillement, etc.).

Aucune tentative pour marcher quand on la pose à terre ; il paraît cependant qu'il y a quelques mois elle avait commencé à marcher en poussant une chaise devant elle.

Tronc. — Pas de déformation appréciable de la fesse ni de l'épaule.

Hernie ombilicale très légère.

Troubles sensitifs paraissent nuls.

Troubles intellectuels. — Dans les premiers jours de son séjour à l'hôpital elle était très gaie, chantait et jouait continuellement ; cependant elle ne riait pas (elle riait très bien antérieurement au dire de la grand'mère). Depuis (30 octobre), elle est devenue triste, ne chante plus, ne joue plus, crie à tout propos (ne pleure jamais), elle passe ses journées dans une position bizarre, assise sur son lit et sa tête tombant entre ses genoux.

Viscères ; état général. — Les viscères ne présentent rien d'anormal. L'état général d'abord très bon.

Remarques. — Dans cette observation, le début remonte à un an environ et la contracture est déjà assez avancée pour avoir produit une véritable griffe ; il existe déjà un peu d'atrophie. Il est vraisemblable que le type définitif de l'hémiplégie n'est pas encore constitué.

D. — Période d'état.

L'hémiplégie des enfants doit à la contracture qui est ordinaire les noms d'hémiplégie spasmodique infantile, hémiplégie spastique des Allemands ; mais son tableau clinique est loin d'être uniforme. Les trois éléments que nous venons de relever, atrophie, contracture, athétose, existent dans tous les cas et se combinent dans des proportions variables. Marie, dans son article Hémiplégie infantile, du *Dictionnaire Dechambre*, s'efforce de constituer deux types qu'il oppose l'un à l'autre, en admettant l'existence de formes de transition extrêmement nombreuses :

A. *Type avec contracture et déformations prononcées des membres.*— Le membre supérieur est atrophié dans son ensemble, le bras est appliqué contre le tronc, l'avant-bras fléchi, le poignet en pronation et flexion forcées, la main déviée vers le bord cubital, toutes les articulations phalangiennes fléchies en griffe, rarement étendues ; l'impotence fonctionnelle doit être absolue. Au membre inférieur les troubles sont moins marqués ; quelquefois le genou est légèrement fléchi, mais toujours le pied est porté en équin ou varus équin, s'il s'y joint une atrophie notable du membre, le malade marche littéralement sur les orteils et parfois on observe une luxation plus ou moins prononcée de l'astragale. Au bras comme à la jambe, l'exagération des réflexes tendineux est marquée.

Le meilleur exemple de cette description est incontestablement, comme l'a fait remarquer M. Charcot, le tableau du *Pied bot* de Ribera, à la salle La Caze, au Louvre.

B. *Type avec athétose grave.* — Ici les caractères de l'hémiplégie sont tous différents. « Les membres ne sont plus atrophiés, contractés, immobiles : on leur trouve au contraire des dimensions presque égales à celles du côté sain, et, loin d'être le siège d'une contracture permanente, ils présentent une *mobilité* anormale qui se traduit par une suite presque ininterrompue de mouvements; de plus, dans ce type, les *réflexes tendineux*, au lieu d'être très exagérés, sont presque normaux. »

Le premier de ces types constitue une très grave infirmité et on le rencontre surtout dans les asiles ; le second qui est compatible, dans une certaine mesure, avec la vie courante, nous paraît s'observer plus rarement.

Mais, d'après ce que nous avons vu, dans notre séjour prolongé à l'hôpital des Enfants-Malades, il nous semble que le plus grand nombre des hémiplégies de l'enfance sont situées à mi-chemin entre les deux pôles extrêmes. D'une part, la contracture du bras avec impotence absolue, de l'autre l'athétose vraie avec oscillations continuelles des doigts sont des formes tout à fait exceptionnelles. Les types de Marie n'en sont pas moins bons à retenir, surtout à titre d'orientation.

Enfin nous avons trouvé un certain nombre d'enfants dont l'hémiplégie très légère était presque exempte de contracture et réduite à quelques mouvements athétosiformes, ou même à un certain degré de maladresse de la main et du pied avec déviation minime de la face. Ce *type bénin* nous paraît mériter une place à part : il n'a pas beaucoup fixé l'attention des auteurs parce que leurs modèles de description ont été choisis dans les asiles, par conséquent chez de véritables infirmes. Nous commencerons par ces cas légers pour nous élever aux cas plus graves, où l'athétose est constituée (voisins du type A de Marie) et de là à ceux où domine la contracture fixe (type B de Marie). Mais, à vrai dire, nous n'avons recueilli aucun exemple qui s'adapte suffisamment à ces schémas, probablement en raison du milieu clinique spécial où nous étions placé.

Observation VI (personnelle). Recueillie dans le service de M. Ollivier. — *Parésie, maladresse. — Atrophie légère.*

Bob..., Mathilde, 4 ans, entrée le 15 juillet 1887, salle Ste-Elisabeth, n° 24.

Antécédents héréditaires. — Père et côté paternel : bien. Mère : hystérique. Une tante maternelle est morte paralysée après avoir été malade pendant 8 mois ; elle n'a eu qu'un frère qui est mort en naissant.

Antécédents personnels. — Née à terme, élevée au sein par la mère jusqu'à 14 mois, marche à un an, a ses premières dents à 15 mois. Éruption furonculeuse, il y a un an. Quand l'enfant a commencé à marcher (à 1 an), on s'est aperçu qu'elle ne se servait pas de son bras droit et que sa jambe droite était un peu faible ; cependant la marche était précoce. Jusqu'à l'âge de 3 ans, l'impotence du bras droit a été presque complète.

État actuel. — Crâne, face osseuse, dents, palais, oreilles corrects. Hémiplégie droite. La joue droite est étalée, sa convexité est remontée, elle est plus tremblotante, moins ferme que celle du côté opposé. La commissure labiale droite est un peu abaissée et descendante en sillon sur la joue. Dans le rire, elle s'élève moins que sa congénère et n'est pas surmontée, comme celle-ci, d'une fossette. Le lobule médian de la lèvre supérieure est bien dessiné du côté gauche, mais à droite il se prolonge sans interruption avec la lèvre. Tous ces signes sont très légers et avaient été absolument méconnus jusqu'ici. Le plissement du front est égal des deux côtés ; la langue est légèrement déviée à gauche : l'excursion de la langue, du côté droit, est très légèrement diminuée.

Voile du palais symétrique. pas de déviation de la luette, pas de strabisme, mais la pupille paraît un peu dilatée ; la tête n'est pas inclinée.

Membre supérieur. — Mensuration : circonférence : bras droit, 12 ; bras gauche, 13 ; avant-bras droit, 14 ; gauche, 14. A la palpation, les masses musculaires présentent une flaccidité appréciable, mais ne semblent que légèrement atrophiées.

Attitude ordinaire : l'avant-bras et la main en pronation reposent sur le lit, les doigts sont à demi fléchis ; un peu d'extension des premières phalanges. Cette attitude n'est pas constante, néanmoins il y a une certaine raideur dans tout le membre.

La force de la pression de la main est beaucoup plus faible à droite; de même la résistance à la flexion et à l'extension, mais à un moindre degré. Myoœdème léger à droite comme à gauche. Contractions idio-musculaires plutôt diminuées à droite, réflexe tricipital très légèrement augmenté; réflexe tendineux du poignet nul des deux côtés. Comme mouvements associés on réussit à provoquer la flexion des doigts.

Les mouvements volontaires de la main sont très maladroits; elle oscille, quand ils sont étendus. La malade met sa main à sa bouche, sur sa tête, mais ne sait pas la porter à la nuque. Si on lui dit de ramasser un sou posé sur une table, elle pose maladroitement sa main dessus et réunit lentement les doigts, sans mouvements athétosiformes, le manque quelquefois, enfin passe ses doigts dessus; le pouce ne s'oppose jamais, il se fléchit d'ordinaire dans le creux de la main, d'autres fois il reste allongé au dehors et le sou est alors saisi entre la pulpe du pouce et la face dorsale de l'index.

Membre inférieur. — Mensuration, circonférences : cuisse droite, 23; gauche, 24. Mollet droit, 11 1/4 ; gauche, 12 ; flaccidité et atrophie notables des masses musculaires à la palpation. Le pied est ordinairement en varus équin léger ; cet équinisme s'exagère beaucoup après la marche ; la voûte plantaire devient alors très concave ; la résistance à l'extension et à la flexion de la cuisse et de la jambe est diminuée. Au contraire, on trouve beaucoup de résistance quand on tente de fléchir le pied ; pas de myoœdème ni de contractions idio-musculaires. Le réflexe patellaire, déjà fort à gauche, est encore plus prononcé à droite ; celui du côté gauche se propage à droite. Le phénomène du pied fait défaut, le réflexe au chatouillement plantaire est normal et se transmet facilement d'un côté à l'autre. Pas de mouvements associés. Tous les réflexes sont augmentés par la marche, il n'y a pas de raideur du membre, mais les mouvements volontaires sont *un peu maladroits*.

Marche. — La pointe du pied droit est portée en dehors, l'enfant talonne avec bruit (signe du maquignon) et relève la pointe du pied d'un brusque coup de jarret. Elle boite positivement, l'épaule gauche tombe à chaque pas. Quand elle a marché un certain temps, la jambe droite se congestionne, la peau est plus rosée que celle de l'autre côté.

Tronc. — Le rachis est un peu incurvé et présente sa convexité à droite. L'omoplate droite est écartée du rachis et portée en haut et en dehors, il en résulte que l'épaule droite est surélevée et plus aiguë : saillie de l'acromion. La fesse est flasque, aplatie, le pli fessier est plus court que son congénère.

Aphasie (?). — Nous ne savons pas à quel âge elle a appris à parler, mais elle prononce d'une façon un peu confuse et souvent inintelligible, évite de prononcer les l, les m ; elle est très bavarde.

Pas de troubles sensitifs, pas de troubles trophiques, intelligence très vive, sans trace d'anomalie suspecte. Bon état général.

REMARQUES. — Cette observation peut passer pour le type de l'hémiplégie bénigne. On voit qu'elle mérite à peine la qualification de spasmodique. Nous attirons particulièrement l'attention sur les signes de la paralysie faciale. Sa réalité ne peut faire de doute, mais, pour la constater, il fallait y regarder de très près, et elle avait passé jusque-là inaperçue.

OBSERVATION VII (personnelle). Recueillie dans le service de M. GRANCHER. — *Pas de parésie, maladresse, mouvements volontaires athétosiformes.*

Taill..., Marie, 6 ans, présentée à la Policlinique, le 23 juillet 1887.

Antécédents héréditaires. — Le père, la mère sont sains, en apparence, ainsi que leur entourage : ascendants et collatéraux. Mais ils ont eu 9 enfants dont 4 seulement survivent :

1 : mort à 6 mois. — 2 : mort à 1 mois. — 3 : 17 ans, bien portant. — 4 : mort à 1 mois. — 5 : 15 ans, bien portant. — 6 : mort à 1 mois de convulsions. — 7 : 11 ans, bien portant. — 8 : mort à 2 mois. — 9 : la malade.

Tous ces enfants étaient très nerveux. Il est difficile de préciser la cause de cette polyléthalité, en quelque sorte uniforme. Il n'y a pas eu de fausses couches et ce ne sont pas les allures de la syphilis familiale. Le père, que nous avons vu, n'était certainement pas alcoolique. Nous penchons à mettre en cause l'hérédité nerveuse.

Antécédents personnels. — Née à terme, nerveuse comme ses frères et sœurs ; élevée au biberon à la campagne, chez des amis, jusqu'à 4 ans. Dentition très tardive ; parle et marche vers 4 ans.

Début. — A 2 ans (on ne sait pas si elle marchait avant), elle a eu des convulsions, et, à la suite de celles ci, la *diarrhée* pendant 15 jours. Ses parents remarquant qu'elle ne se servait pas de la main droite la croient aujourd'hui gauchère. On a remarqué, l'année dernière seulement (5 ans), qu'elle traînait la jambe droite.

Enfant assez robuste. Dents, palais, oreilles corrects. Le front est large et bombé, mais symétrique (soupçon d'hydrocéphalie). Du côté droit, la commissure labiale est légèrement abaissée, la joue est étalée et le sommet de sa convexité est remonté. Le rire, les cris ne changent pas grand'chose à la symétrie de la face.

Membre supérieur. — Mensurations égales des 2 côtés, de même la force de résistance à la flexion, la pression de la main, etc... La main droite, aussi forte que l'autre, semble obéir à la volonté, mais la mère dit que la malade n'a pas d'énergie dans la main, que ses doigts *se remuent comme des vers*, qu'elle laisse souvent échapper ce qu'elle tient. En effet, si on lui fait ramasser un sou placé à plat, elle étend sa main dessus; tous ses doigts s'agitent au hasard avant de se fléchir; enfin la pièce est saisie tantôt d'une façon, tantôt d'une autre, par exemple, entre le pouce et la première articulation de l'index; mais le pouce ne s'oppose jamais aux autres doigts. Les réflexes, la contractilité idiomusculaire, le myoœdème ne diffèrent pas d'un côté à l'autre.

Membre inférieur. — Mensurations égales des deux côtés. Flaccidité appréciable de la cuisse droite. Résistance à la flexion de la jambe très légèrement diminuée. Un peu de varus équin; le gros orteil est relevé, le pied très creux. Le réflexe tendineux est égal et un peu fort des deux côtés. La malade marche en talonnant et use le bout de sa semelle. La mère se plaint surtout de ce qu'elle tombe surtout en butant contre les obstacles avec son talon qui traîne.

Aphasie. — Elle parle mal, non qu'elle bégaye, mais elle scande ses syllabes et les prononce toutes maladroitement, comme une enfant de 2 ans.

Cette petite est *bête*, cependant elle joue, apprend des fables, des prières, etc.

Remarques. — On voit apparaître ici dès le premier degré de l'athétose, celle qui accompagne les mouvements volontaires, qu'on pourrait peut-être appeler athétose latente. Dans ce cas, comme dans le précédent, l'hémiplégie droite s'est accompagnée d'un trouble léger de la parole, simple difficulté de prononciation qui a peut-être succédé à l'aphasie vraie, puisque l'enfant n'a parlé qu'à 4 ans, et qu'on ignore ce qui s'est passé au moment de l'attaque.

OBSERVATION VIII (personnelle). Recueillie dans le service de M GRANCHER. — *Maladresse. — Mouvements volontaires athétosiformes. — Pseudo-hypertrophie du pied et de la main.*

Coln..., Eugénie, 2 ans, présentée le 15 juillet 1885 à la Policlinique.

Antécédents héréditaires. — Père nerveux, coléreux. Mère un peu nerveuse, anémique, épistaxis; un oncle et une tante de la mère ont déliré, Pas de fausses couches, grossesses à terme. Albuminurie de la mère à sa première grossesse, un enfant après 12 ans de mariage : fille nerveuse, bien portante, à 3 ans ne pisse plus au lit; la malade est le deuxième enfant.

Antécédents personnels. — Née à terme. Elevée à Châteaudun par une nourrice au sein, sevrée de très bonne heure, mal nourrie. Dents à 1 an. Parla à 15 mois. N'a jamais marché seule. A 2 mois la nourrice s'aperçoit qu'elle a des engelures à la main droite. Vers 8 mois, les parents la reprennent et s'aperçoivent qu'elle est paralysée du bras et de la jambe droite. Cette paralysie a toujours été en augmentant, surtout pour les jambes.

Autrefois elle ne cherchait pas à se servir de la main, maintenant elle fait des mouvements, mais est très maladroite.

La jambe et le bras, mais surtout le pied et la main sont plus développés que leur congénère.

Elle bave continuellement. Ni hoquet, ni soupirs.

Vers 2 ans 1/2 elle a commencé à loucher. Strabisme.

Convergence de l'œil droit.

Face bouffie à droite, la commissure est abaissée, quand elle pleure la bouche est plus largement ouverte à la commissure droite.

Bras droit. — Force conservée avec une très légère raideur. Elle peut mettre sa main à sa face, non sur la tête.

Main plus grasse que celle du côté opposé, fossettes.

Elle la tient ordinairement en position moyenne; dès qu'elle veut faire un mouvement tous les doigts se redressent et s'écartent en palette.

Quand elle veut prendre un objet, elle pose sa main dessus à plat et rétracte péniblement les doigts les uns après les autres sans réussir à les opposer au pouce (mouv. athétosiformes), pas de mouvements spontanés. Ces mouvements athétosiformes n'existent que depuis 2 mois. Pas de myœdème marqué ni de contractilité idiomusculaire. Mensurations égales des 2 côtés. L'avant-bras est flasque, comparé à celui du côté opposé.

Jambe. — Mensurations égales. Cuisse et mollet comparativement flasques.

Tous les mouvements volontaires sont possibles et conservés.

Réflexe tendineux un peu exagéré. Pas de phénomène du pied. Le pied est plus gros que l'autre, mesure 1/2 cent. de plus de tour, tandis que son congénère a la tendance ordinaire au varus équin, il est très peu équin, pose tout à plat avec les orteils étalés en palette. Il n'est pas plat, plutôt concave.

Quand on tient l'enfant par la main, elle marche sur la pointe du pied, la jambe demi-fléchie.

Elle s'est trouvée bien de la faradisation qu'on fait 2 fois par semaine depuis 2 mois.

Elle se masturbe continuellement par le frottement des cuisses. Pas de troubles de la sensibilité (?).

Elle parle un peu, ne blèse pas; la tante prétend qu'elle est intelligente, mais elle n'en a pas l'air; par instant elle joue et cause assez bien.

Crâne. — Protrusion frontale notable à droite.

Face asymétrique, étalée à droite.

Palais correct. Dents bien. Contractilité faradique sensiblement égale des 2 côtés.

REMARQUES. — Au point de vue de la motilité, ce cas est analogue au précédent; cependant il a débuté beaucoup plus tôt, probablement dès les premiers moments de la vie. Par contre, et peut-être pour cette raison, l'intelligence paraît gravement atteinte, mais il n'y a pas de traces de troubles de la parole, apparemment parce que celle-ci n'était pas constituée (?). Mais, ce que l'observation contient de plus remarquable, c'est l'état pseudo-hypertrophique très frappant du pied et de la jambe, en rapport *avec ces engelures* que la nourrice a remarquées à 2 mois. Cette adiposité du côté hémiplégique a été signalée à plusieurs reprises par les auteurs. Elle est vraisemblablement très rare.

OBSERVATION IX (inédite). Communiquée par M. OLLIVIER. *Hémiplégie légère.*

Rib..., Eugénie, 3 ans 1/2, est présentée à la policlinique le 20 mars 1886.

Antécédents héréditaires. — Père bien portant; ses ascendants de même. Mère nerveuse; boule hystérique; ses ascendants bien.

Sept enfants, dont quatre morts; deux du croup, un d'accident, un sans renseignements. Il reste : une fille de 26 ans, bien portante, mère d'un enfant bien portant ; un frère âgé de 20 ans, bien portant également, et la malade.

Antécédents personnels. — Cette enfant a été élevée au sein jusqu'à 22 mois. Robuste, elle n'a jamais eu aucune maladie.

Début. — A 1 an 1/2, le 6 juillet 1885, sans cause apparente, elle est prise d'une fièvre violente. C'est au moment de l'éruption de ses canines inférieures, dont elle souffrait depuis quelques jours. Cette fièvre s'accompagnait de tremblement. Elle avait débuté un jeudi, et le samedi suivant, le médecin constatait l'inclinaison à droite de la tête, l'impotence du bras droit, la station difficile sur la jambe droite. L'enfant boitait de ce côté.

L'inclinaison de la tête a duré un mois ; les troubles de la marche de 15 jours à un mois. Le bras droit est resté inerte.

Etat actuel. — Atrophie des muscles du bras et de l'épaule, incomplètement masquée par le développement exagéré du tissu graisseux. Peu de troubles de la sensibilité. L'avant-bras et la main présentent peu d'atrophie musculaire.

REMARQUE. — Nul doute qu'il n'ait existé à un degré léger des troubles du côté de la face et du membre inférieur.

OBSERVATION X (inédite). Communiquée par M. OLLIVIER. — *Hémiplégie légère. Crises épileptiformes.*

Carp..., Marie, âgée de 13 ans, est présentée à la Policlinique le 26 avril 1884.

Antécédents héréditaires. — Père alcoolique, mort à 40 ans, à la suite d'une chute faite en état d'ivresse, probablement de délirium.

Le reste de la famille paternelle satisfaisant. Mère âgée de 45 ans, robuste, pas nerveuse. La famille maternelle est également saine. Douze enfants dont neuf morts, tous morts de convulsions, très jeunes, à 1 mois, six semaines, au plus trois mois. Trois vivants, savoir : deux filles qui ont eu autrefois des convulsions, bien portantes actuellement, et la malade.

Antécédents personnels. — Née à terme. Une sœur jumelle est morte très jeune. La malade a été élevée au sein jusqu'à 10 mois par la mère. Pas d'accidents de dentition. Dans les premiers mois de sa vie elle a eu de la diarrhée, le muguet et des *convulsions internes.*

Elle a eu la rougeole et a été vaccinée. Elle n'a marché qu'à 3 mois ; alors elle tombait souvent, mais ses deux jambes étaient également faibles.

Début. — Il y a seulement cinq ans (huit ans, par conséquent), que l'on a commencé à remarquer de la faiblesse dans le côté gauche. Elle boitait légèrement et se plaignait d'une douleur dans la hanche quand elle était fatiguée. En somme pas de début bien appréciable.

Etat actuel. — Debout, elle hanche à gauche et se fatigue rapidement.

La malade ne peut marcher plus d'un quart d'heure sans éprouver de la douleur. Il survient quelquefois spontanément une douleur vive dans le genou.

Cette douleur s'est installée il y a un an d'une façon aiguë pendant une quinzaine. Elle était accompagnée de crampes musculaires qui immobilisaient le jarret et empêchaient la marche. On l'a traitée avec succès par le chlorure de méthyle.

A la mensuration comparée de la jambe et de la cuisse, on constate que l'atrophie prédomine à cette dernière.

Mensurations : Diamètres, C. dr., 30 ; G., 27. Mollet dr., 24 ; G., 23. Dans la position assise, si l'enfant veut croiser sa jambe gauche sur la droite, elle la déplace avec ses mains.

Elle se sert bien de son bras, mais il est faible. Mensurations des deux côtés égales, 17.

Elle laisse tomber les objets qu'elle tient à la main et cependant elle peut travailler sans maladresse. Pas de douleur.

La tête est inclinée à gauche, les cheveux poussent moins vite à gauche.

L'enfant, inintelligente, n'apprend rien à l'école.

Pas de troubles de la parole.

Sensibilité conservée.

Il survient fréquemment de la céphalalgie frontale gauche. Ces crises autrefois espacées reviennent maintenant presque tous les jours. La malade a des nuits agitées, des cauchemars ; elle parle beaucoup en dormant. De temps en temps grimaces dans la face.

Vertige épileptique. — Parfois l'enfant est prise en se levant d'étourdissements subits : elle pousse un cri, pâlit, tombe couverte de sueurs, puis revient à elle immédiatement.

Ces crises qui s'étaient montrées l'année précédente ont reparu depuis 15 jours.

OBSERVATION XI (personnelle). Recueillie dans le service de M. OLLIVIER. — *Raideur, mouvements volontaires athétosiformes, quelques mouvements spontanés.*

Pecq..., Marcel, 3 ans, est présenté le 6 août 1887 à la Policlinique.

Antécédents héréditaires. — Excellents de tous points.

Antécédents personnels. — Élevé au sein, puis au biberon, depuis 18 mois. Marche à un an, première dent à un an ; commence à parler à 15 mois. Aucune maladie antérieure.

Début. — A 18 mois, au moment où il faisait ses grosses dents, il a été un peu malade ; pendant trois semaines il aurait eu de la fièvre, à plusieurs reprises il a présenté des *convulsions internes* qui survenaient trois ou quatre fois par jour. A partir de ce moment tout le côté droit a été paralysé, et la parole a été perdue.

Pendant au moins trois mois l'enfant a été dans l'incapacité de marcher et de se servir de son bras. En même temps il avait du strabisme convergent et remuait peu les yeux.

Il ne recommence à parler qu'à 2 ans 1/2. Peu à peu les yeux ont repris l'attitude normale, puis la paralysie de la jambe s'est beaucoup améliorée. La main a fait moins de progrès ; pendant quelque temps l'enfant tenait sa main fermée, un peu contractée : ce qui n'a plus lieu actuellement.

Etat actuel. — Enfant bien portant. Pas de stigmates de dégénérescence. Crâne, face osseuse ; palais, dents, oreilles corrects.

Face. — Au repos on note seulement une bouffissure légère de la joue droite. Dès que la physionomie s'anime la déviation de la bouche s'accuse. Dans l'action du sourire, par exemple, la commissure droite reste immobile ; si l'enfant rit tout à fait, les commissures s'élèvent, mais inégalement. La joue droite est un peu tremblotante. On note une déviation légère de la langue vers la commissure gauche.

Il y a un peu de strabisme de l'œil droit. Dans les premiers temps sa tête s'inclinait du côté gauche, aujourd'hui il n'en reste plus de traces.

Bras. — Il y a un peu d'atrophie de l'épaule droite. L'omoplate droite est portée légèrement en haut et en dehors. Pas de déviation de la tête. A la mensuration le bras et l'avant-bras ne diffèrent pas de leurs congénères ; masses musculaires pincées dans les doigts (biceps, etc.), sont plus maigres à droite. A la palpation le bras et l'avant-bras sont comparativement flasques.

Les réflexes olécrâniens et carpiens ne semblent pas modifiés.

La contraction idiomusculaire est normale.

Le myoœdème est médiocre, pas de troubles trophiques de la peau. Dans l'attitude ordinaire du membre supérieur tous les segments sont en demi-flexion. Mais par moments la main se place en extension et affecte tantôt la supination, tantôt la pronation forcée; c'est une attitude passagère provoquée par exemple par la marche. A ce moment les doigts s'écartent en éventail et exécutent quelques mouvement lents de faible amplitude.

Ces mouvements surviennent quelquefois aussi spontanément, même pendant le sommeil. D'après les parents ces phénomènes voisins de l'athétose n'existaient que depuis quelques mois. Pour prendre un sou, il place sa main dessus sans trop de tâtonnements; puis ses doigts se fléchissent en s'agitant un peu au hasard.

L'objet est saisi assez vite, mais jamais correctement par l'opposition du pouce.

Cet acte n'est pas suivi de contracture; il n'existe pas de mouvements associés.

Jambe. — La mensuration donne des deux côtés des chiffres égaux; Mais à la palpation le membre inférieur droit est flasque, relativement moins que le bras. Le réflexe patellaire est notablement exagéré; il l'est aussi à gauche, mais à un moindre degré.

Pas d'épilepsie spinale.

La voûte plantaire n'est pas déformée. En marchant il boite un peu. Le pied pose alternativement sur le talon et la pointe. Pour détacher la pointe il donne un coup de jarret très marqué. Ces chaussures sont usées aux deux extrémités, talon et pointe.

Aphasie. — On se souvient qu'il n'a rappris à parler qu'à 2 ans 1/2. Actuellement il grasseye un peu. Pas de troubles de la sensibilité. Intelligence moyenne.

L'examen électrique qui a été pratiqué a donné des résultats normaux (électricité galvanique et faradique).

OBSERVATION XII. (Recueillie dans le service de M. GRANCHER). — *Hémiathétose presque typique.*

Ch..., Marie, 14 ans, entrée le 29 juin 1887, salle Ste-Geneviève, n° 24.

Antécédents héréditaires. — Mère morte d'une maladie de foie (?), père mort *hémiplégique.* Un frère mort de convulsions à 5 mois. Deux sœurs bien portantes.

Antécédents personnels. — Elevée au sein par une nourrice à Lyon. Coqueluche à 3 ans. Rougeole à 6 ans (après le début de la paralysie).

Début. — L'hémiplégie s'est développée progressivement (?) vers 4 ou 5 ans et ce n'est qu'au bout de 2 ou 3 ans qu'elle a été bien marquée. D'abord la paralysie semblait se borner à un affaiblissement léger du bras droit. Elle apprit à écrire, à tricoter de la main droite, qui tremblait seulement un peu vers 8 ans. Depuis la raideur a été en augmentant dans la jambe et le bras et à 13 ans il lui a fallu apprendre à écrire de la main gauche.

État actuel. — Le côté droit de la *face* est un peu plus développé, la commissure est légèrement abaissée.

Le *membre supérieur* a pour attitude ordinaire la demi-flexion de l'avant-bras, la main est en pronation, les doigts fléchis, le pouce allongé près de l'index. En marchant la main gauche soutient la main droite. Pas d'atrophie appréciable à la mensuration ni à la palpation.

Quelquefois la souplesse du bras est presque parfaite, en général il existe une certaine raideur qui va en croissant depuis l'articulation de l'épaule jusqu'à celle des phalanges. Au prix d'un certain effort on peut donner aux articles toutes les attitudes, y compris l'extension forcée et angulaire des phalanges. On provoque ainsi des mouvements athétosiformes très caractéristiques par leur lenteur et leur amplitude ; il s'y joint quelquefois un tremblement véritable, rythmé et de faible amplitude. Ces mouvements athétosiformes se montrent aussi à l'occasion des mouvements volontaires, et même spontanément, au repos, surtout quand la malade vient de travailler. Ils sont surtout imminents quand le bras se trouve en résolution. Ils entravent gravement la motilité pratique.

Au *membre inférieur*, pas d'atrophie, le pied en partie légèrement en varus équin, le gros orteil relevé. En marchant le membre reste raide, la malade talonne. La chaussure du pied droit est usée en dehors (varus).

Le réflexe patellaire est légèrement augmenté.

Tous les articles montrent une certaine raideur.

Pas d'*aphasie*. Malade intelligente, bien portante.

Réflexion. — On voit qu'il s'en faut peu que cette malade ne réalise le tableau classique de l'athétose. Ici le développement de l'incoordination motrice aux dépens de la paralysie flasque, qui était légère et tardive, a empiré l'état des fonctions motrices.

OBSERVATION XIII (personnelle). Recueillie dans le service de M. DESCROIZILLES. — *Hémiplégie grave, contracture latente, paraplégie apparente, tubercule cérébral probable.*

Coff..., Louis, 8 ans, entré le 16 juillet 1886.

Antécédents héréditaires. — Père mort tuberculeux, une tante paternelle, morte à 40 ans, de paralysie. Mère maigre, mais bien portante, pas nerveuse. Cinq enfants et une fausse couche, après une fièvre typhoïde de la mère. Trois enfants sont morts de méningite tuberculeuse. Un frère de deux ans tousse, a des gourmes et mal aux yeux.

Antécédents personnels. — Cet enfant a été élevé au sein par sa mère jusqu'à 3 mois, puis par une nourrice au biberon. A six mois il était très mou, avait la tête pendante. Il ne louchait pas. Cet état était attribué à une chute par les voisins et le médecin ; mais la nourrice racontait que c'était à la suite de convulsions spontanées. Il parle un peu dès 6 mois, très bien à 2 ans.

Premières dents de 6 mois à 2 ans.

Il marche seulement à 4 ans.

Il passait pour être d'une intelligence au-dessus de son âge.

Début. — A six ans, il est pris pendant la nuit d'attaques épileptiques attribuées à la peur que lui causait une voisine, en frappant à la porte. Elles étaient très violentes et duraient plusieurs mois. Pendant ces attaques, il écumait, ronflait, pissait au lit. Il n'a jamais vomi. Elles se sont renouvelées à plusieurs reprises. La première a eu lieu il y a un an et lui a laissé tout le côté droit paralysé. Rien à la suite des autres attaques.

Etat actuel. Crâne et face. — Crâne volumineux. Les sutures sont ossifiées, mais font une saillie anormale. Circonférence maxima (passant par les bosses frontales) = 52 centimètres. La bosse frontale droite est plus saillante que la gauche.

Pas de prognathisme, mais les arcades dentaires sont très volumineuses et prennent la plus grande partie de la place du palais ; ce qui donne à celui-ci une apparence ogivale. Pas de saillie de la crête palatine.

L'enfant fait actuellement sa deuxième dentition dont les dents sont correctes. Oreille médiocre. Pas de strabisme. Pupilles égales.

Paralysie faciale. — La joue droite est plus étalée que sa congénère, laquelle vient cependant d'être le siège d'une fluxion d'origine dentaire. Il en résulte que le sommet de la courbure de la joue est situé à 2 centimètres au-dessous de la bouche. A droite il répond à la commissure.

La bouche est continuellement entr'ouverte ; la commissure droite est abaissée et les lèvres restent accolées à droite dans une plus grande étendue. L'angle supéro-latéral gauche correspond à l'union du bourgeon frontal avec le bourgeon maxillaire supérieur, est plus marqué que son congénère droit qui est effacé. Dans le rire la commissure droite se relève, mais moins que la gauche; il n'existe pas de fossette d'un côté ni de l'autre.

La fente palpébrale est normale.

Les yeux sont très grands et très mobiles.

Le plissement volontaire du front nul à droite est très marqué à gauche. La langue n'est pas déviée, mais son excursion latérale à droite est presque nulle, tandis qu'à gauche elle atteint sans peine la commissure. Le voile du palais est intact. La salivation est continuelle, surtout à la commissure.

Dans son attitude ordinaire la tête est penchée sur l'épaule droite et tournée vers l'épaule gauche.

Membre supérieur :

Mensurations : bras, max. G. = 14 1/2 ; Dr. = 13 1/2. Avant-bras, max. G. = 15; Dr. = 15.

En palpant le membre à pleine main on sent à droite partout une flaccidité très notable. De même en pinçant les masses musculaires entre deux doigts on constate une atrophie du biceps, du triceps, des masses anti-brachiales qui semblent réduits de près de moitié. Même remarque pour le deltoïde et le grand pectoral.

Ce bras est glabre (comme le reste du corps) ; il porte les traces d'ecchymoses nombreuses et les moindres contacts un peu rudes y déterminent des rougeurs limitées, persistantes, comparables à la raie méningitique. Celle-ci cependant ne se produit pas. Pas d'autres troubles trophiques apparents. Ordinairement la main droite et le bras sont violacés ; la gauche l'est moins.

Myoœdème ordinaire.

Le réflexe tricipital est peu appréciable des deux côtés, plutôt diminué à droite. Pas de réflexes carpiens appréciables. Contraction idiomusculaire normale.

Les mouvements de préhension de la main gauche déterminent à droite des mouvements associés consistant en tremblement à large amplitude dans tout le membre supérieur, flexion de la main et des doigts, flexion de l'avant-bras, un peu d'abduction de l'épaule avec rotation en dehors.

Tous les mouvements étendus soit du bras gauche, soit du bras droit, soit du tronc (rire), soit des membres inférieurs (marche) produisent ordinairement cette attitude.

Le plus souvent le bras est allongé, la main repose sur la paume ; les doigts à peine fléchis (pas de griffe).

L'épaule droite est abaissée ; l'omoplate droite est écartée du rachis et portée en dehors et en avant par rapport à sa congénère.

La résistance du bras à la flexion et à l'extension est diminuée. Il en est de même de la force de pression de la main.

Tous les *mouvements volontaires* sont possibles, mais pénibles : l'abduction du bras est étendue et s'accompagne de secousses, la flexion de l'avant-bras et l'extension également complètes sont extrêmement saccadées, la pronation et la supination sont beaucoup plus correctes et la flexion des doigts est très rapide et précise, le pouce en dehors.

Le malade peut porter sa main sur la tête et mieux encore à la bouche, mais ce mouvement s'accompagne d'oscillations saccadées à amplitude croissante qui rappellent tout à fait le tremblement de la sclérose en plaques. Pour ramasser un sou posé à plat le malade place sa main au-dessus par une série de mouvements tâtonnants, saccadés ; il le saisit alors assez facilement. Cependant il le manque quelquefois. On voit en somme que les mouvements sont d'autant plus pervertis qu'on se rapproche de la racine du membre.

Les mouvements spontanés n'existent pas.

Bras gauche. — La main gauche est un peu violacée et tend à la griffe de prédicateur.

Elle est maladroite et se pose à plat sur l'objet à saisir. Les mouvements associés avec saccades y ont lieu à un faible degré. Il n'y a pas de tremblement à l'occasion des mouvements volontaires.

Membre inférieur. — Mensurations. Cuisse, max. (à la racine) Dr. = 28 ; G. = 27 1/2. Jambe, max. (au mollet) Dr. = 18 1/2 ; G. = 18.

Flaccidité de tout le membre à la palpation.

Atrophie des diverses masses musculaires appréciable au pincement ; elle est pourtant moins marquée qu'au membre supérieur. La fesse gauche est arrondie, plus ferme que la droite qui est étalée et aplatie. Ici il n'existe pas d'ecchymoses, mais au bout de quelques minutes de station debout les jambes sont violacées et les pieds très rouges. Contraction idiomusculaire très médiocre. Myœdème peu appréciable.

Le réflexe patellaire est exagéré à gauche, très exagéré à droite. Le phénomène du pied déjà très appréciable à gauche où il donne quatre ou cinq secousses est extrêmement intense à droite et on peut le prolonger à volonté. Le réflexe du chatouillement plantaire est bien développé des deux côtés; il se transmet plus volontiers de droite à gauche que de gauche à droite.

Les mouvements associés se bornent à quelques secousses dans la cuisse droite, l'attitude ordinaire est un équinisme léger, presque normal. Les orteils sont fléchis, le gros orteil un peu relevé.

La résistance à la flexion et à l'extension de la jambe est assez marquée et égale des deux côtés. Par contre, il existe à droite de la contracture du triceps nasal et la flexion du pied est très difficile.

Tous les mouvements volontaires s'exécutent vivement sans hésitation ni maladresse pour la jambe et la cuisse. Les mouvements du pied s'accompagnent invariablement de mouvement de reptation des orteils qui aboutissent à l'élévation du gros orteil pendant que les autres se fléchissent.

Du côté opposé il existe les mêmes particularités, mais moins accentuées dans tous leurs détails.

Il existe une véritable ataxie locomotrice. L'enfant est incapable de se tenir debout les talons joints ; il chancelle aussitôt. Écarte-t-il les talons, la station devient facile. Il ne peut pas rester à cloche-pied. Néanmoins il porte sur ses épaules des poids considérables sans fléchir. Aussi marche-t-il les jambes écartées (démarche de canard), il pose ses pieds par le talon et détache la pointe traînante d'un brusque coup de jarret. Il marche les bras écartés, les avant-bras fléchis et tournés en dehors, les mains étendues, comme dans l'attitude du prédicateur. D'autres fois il serre les poings. Il va et vient dans la salle et n'est pas couché ordinairement.

Il gâte et urine sous lui à la suite de la rougeole qu'il a eue il y a deux mois.

La *sensibilité* ne semble pas altérée. Les infirmières le considèrent comme *intelligent*, mais d'après la surveillante « c'est un enfant *intéressant*, il a des réponses qui ne sont pas de son âge et en d'autres moments il n'est pas à ce qu'on dit ». Il se prête avec une intelligence remarquable à l'examen auquel nous le soumettons. Il rit très facilement aux éclats, d'un rire bête; son expression ordinaire est un sourire à demi intelligent.

Mémoire remarquable. Il répète tout ce qu'on dit autour de lui.

Il n'est pas méchant, très doux avec ses voisins et même bonasse.

Aphasie. — Il parle très bien et très vite, seulement il zézaye et prononce des j comme les z.

Remarque. — Les symptômes pathologiques du côté gauche sont ici tellement accusés qu'il y a lieu de se demander si le malade n'avait pas une double lésion cérébrale, si ce n'était pas une diplégique. Nous plaçons cependant l'observation ici comme type remarquable où la contracture latente portée à un haut degré s'associe aux mouvements athétosiformes. On notera l'athétose des orteils qui est un fait rare.

Nous pouvons maintenant essayer d'étudier méthodiquement la série des symptômes de l'hémiplégie infantile, pris un à un, d'après les observations personnelles qui précèdent et les données des auteurs.

Le membre supérieur paraît, dans tous les cas, porter le maximum des altérations ; la longueur de ses segments et sa longueur totale paraissent être souvent réduites, quand le début est précoce (v. l'Anat. pathologique).

Nous n'avons malheureusement pas réuni de données semblables, notre attention n'ayant pas été attirée sur ce point, au moment ou nous poursuivions nos études. En tous cas, l'atrophie osseuse, pour passer inaperçue, devait être bien peu prononcée, même dans les cas à début précoce. Aussi serions-nous tenté de croire que la date de la lésion n'en est pas l'unique facteur, comme on le dit communément, et que l'étendue et la gravité de celle-ci doit en revendiquer une part.

L'atrophie musculaire se traduit par une diminution de circonférence du bras et de l'avant-bras, généralement légère et ne dépassant pas 1 cent. 1/2. Par la palpation profonde, on reconnaît, tantôt une simple flaccidité des masses musculaires, tantôt une diminution de volume de celles-ci. Le myoœdème (corde musculaire) et la contractilité idiomusculaire à la percussion ont été explorés avec soin, sans aucun résultat différentiel.

Parmi les réflexes tendineux, celui du carpe, est, en général, impossible à obtenir chez les enfants. Le réflexe tricipital ou olécrânien est assez souvent exagéré, mais dans une faible mesure.

La roideur du bras est très souvent notée. Dans le type A de Marie, elle est extrême jusqu'à annihiler l'influence de la volonté. Dans la plupart de nos observations (forme bénigne) elle est médiocre.

La force de la main à la pression et la résistance de l'avant-bras à l'extension ou à la flexion, diminuées dans la règle, ne le sont pas toujours d'une façon appréciable. Ce caractère, classique dans l'athétose pure, s'est aussi montré accompagnant des mouvements athétosiformes extrêmement discrets.

La motilité volontaire, qui est, en somme, le point capital en pratique, est modifiée d'une façon très légère, suivant des modes et à des degrés extrêmement variables. D'une manière générale, l'incapacité motrice va en croissant de la racine à la terminaison du membre, peut-être parce que l'influence cérébrale s'exerce plus nettement sur la main que sur l'épaule et le bras.

A un premier degré, il s'agit d'une simple maladresse de la main. Le malade ne s'en sert pas volontiers et, si c'est la droite, il passe pour gaucher. L'impossibilité d'opposer le pouce aux autres doigts est le phénomène le plus remarquable.

A un degré plus avancé appartiennent les mouvements volontaires athétosiformes, que nous voudrions appeler athétose latente par comparaison avec ce que l'on nomme à la Salpêtrière contracture latente des hémiplégiques. Au repos, la main est immobile, dans une attitude généralement moyenne, maintenue quelquefois par un peu de raideur. Quand le malade peut exécuter un mouvement, ses doigts, avant d'obéir à la volonté, sont animés, soit simultanément, soit successivement, d'oscillations lentes qui aboutissent, en général, à l'effet voulu. Quelquefois, et le cas est plus grave, à l'impulsion volontaire répond d'abord un mouvement diamétralement opposé. Avant de se fléchir, les doigts, qui étaient en position moyenne, s'étendent et s'écartent en forme de palette, ensuite de quoi la flexion commence. Enfin, comme on le voit par une de nos malades, il peut se faire que la main soit surprise et contracturée dans l'attitude antagoniste, et que parfois l'ordre de flexion aboutisse à une extension et inversement. La contracture s'empare alors de la main qui est fixée pendant quelques minutes. Cette perversion des mouvements volontaires n'est heureusement pas permanente ; elle survient en vertu de circonstances mal déterminées ; attention, émotion, volonté intense. Ainsi, la petite malade à laquelle nous faisons allusion ne laissait pas d'exécuter des travaux assez minutieux, à la condition de ne pas trop s'y appliquer. Inversement la main peut être fixée par la contracture pendant un certain temps, une fois qu'elle a atteint l'attitude voulue. En somme, il s'agit dans tout ceci, d'un jeu défectueux des muscles antagonistes placés les uns et les autres en état de contracture.

Ces mouvements ne méritent encore que la qualification d'athétosiformes. Mais ils peuvent survenir en dehors des actes volontaires, soit sous la forme de mouvements associés, soit spontanément. Le dernier terme de cette série est l'athétose vraie de Hammond et de Oulmont. Dans celle-ci, les mouvements de reptation de la main sont lents et continuels. L'athétose vraie est rare, d'après tous les auteurs qui l'ont décrite. Nous n'en avons jamais rencontré d'exemples ; elle appartient, du reste, presque exclusivement aux hémiplégiques dont la paralysie a débuté dans l'enfance.

Dans tous les mouvements que nous avons décrits, les doigts et la main sont à peu près exclusivement intéressés ; mais l'état de contracture des muscles paralysés peut se développer suivant une autre voie et s'étendre à un nombre croissant de groupes musculaires, avant-bras, bras, épaule. Le dernier mot de ce processus est la contracture permanente avec attitude fixe du membre (type A de Marie). Mais il existe sur le chemin une série graduée de formes dont le point de départ est la contracture instantanée provoquée par une influence variable et qui aboutit temporairement au même résultat réalisé d'une façon permanente dans le type A de Marie, c'est-à-dire à l'immobilisation du membre dans une attitude fixe qui enlève à la volonté toute prise sur lui. C'est cet état qui a été décrit par Brissaud sous le nom de contracture latente. Les deux premières observations et les plus nettes ont trait à des paralysies développées dans l'enfance. L'observation précédente du petit Coff..., Louis, en fournit un assez bel exemple. L'attitude spéciale, en tout semblable à la contracture définitive, était provoquée par les mouvements du côté opposé, la marche, le rire ; elle s'établissait au bout de quelques oscillations.

La connaissance de ce type clinique ne paraît pas encore très répandue ; ainsi Taylor (1) a publié comme une curiosité rare l'histoire d'un enfant chez lequel, à la suite d'un bruit inattendu

(1) Infantile hemiplegia, with unusual reflexphenomena, in *Brit. med. Journ.*, 1883, tome I, p. 1124.

ou d'une légère tape sur la tête, on voyait le membre supérieur paralysé être vivement projeté au dehors et former un angle droit avec le tronc ; le coude, le poignet, les doigts se mettaient en extension ; cet état durait ordinairement 30 secondes, puis il se faisait un relâchement progressif des muscles.

Récemment un cas semblable a été présenté à la Société de médecine interne de Berlin par Fuhrbringer, comme une curiosité clinique.

Entre cette contracture intermittente pure et la contracture permanente, il existe une série d'intermédiaires, où sur un état de raideur plus ou moins accusée, d'attitude plus ou moins fixe du membre viennent apparaître, comme épisode passager, la contracture maxima.

Enfin, on a signalé dans l'enfance des troubles moteurs de la main et du bras plus fréquents dans l'hémiplégie de l'adulte et plus ou moins différents de l'athétose, connus sous les noms de hémichorée, hémiparalysie agitante, hémisclérose en plaques, hémitremblement, etc.

Le *membre inférieur* est toujours beaucoup moins atteint ; souvent même l'enfant ne boite pas et il est présenté par les parents comme atteint d'une paralysie du bras. Cependant tous les symptômes que nous avons énumérés plus haut peuvent apparaître ici avec une moindre intensité. Il affectent les mêmes tendances que l'on observe au membre supérieur. Nous nous contentons de citer le raccourcissement variable du membre, le myoœdème, la contractilité idiomusculaire, l'atrophie musculaire, la flaccidité. Ce dernier phénomène fait rarement défaut.

Les réflexes tendineux, plus faciles à observer ici, nous ont *toujours* paru exagérés ; il s'agit principalement du réflexe patellaire. Souvent il répond à un seul choc par plusieurs secousses et se transmet au côté opposé. D'ailleurs nous avons presque constamment vu que le réflexe du côté sain était augmenté. Le phénomène du pied s'observe quelquefois.

Les mouvements associés nous ont paru très rares.

Jusqu'ici l'état des choses est peu différent de ce qu'on observe dans une hémiplégie légère de l'adulte en voie de guérison. La motilité offre quelques caractères spéciaux : la raideur est beaucoup moins fréquente qu'au bras et l'affaiblissement de la force musculaire fait souvent défaut.

Dans le type A de Marie, le pied imite la main : il y a un véritable pied bot, que nous avons déjà décrit, mais que nous croyons des plus rares. Ce qu'on observe presque toujours, c'est un degré variable, généralement faible d'équinisme souvent compliqué d'un léger varus. Le pied est un peu creux, et, particularité que nous ne croyons pas avoir été signalée jusqu'ici, le gros orteil est presque toujours relevé et rapproché de l'axe du pied.

Cette attitude vicieuse du membre inférieur existe à l'état permanent, mais elle semble augmenter sous l'influence des mouvements et spécialement de la marche.

On a décrit une reptation athétosiforme ou athétosique des orteils qui est des plus rares. Une de nos observations en fournit un exemple.

C'est le moment de parler de la *marche*; elle est surtout intéressante dans les cas légers.

Presque toujours il y a un peu de claudication qui a pu passer inaperçue des parents. En général, l'enfant porte le pied à terre par le talon et le relève en laissant traîner un peu la pointe. Il semble qu'à ce moment la pointe du pied soit soulevée du sol par un brusque *coup de jarret* volontaire. Il faudrait observer plus de cas que nous n'en avons eus à notre disposition pour préciser les détails de cette démarche et en donner les raisons physiologiques. La chaussure est très souvent usée à la pointe, quelquefois aussi au talon.

L'état du *tronc* est mal connu. L'hémiplégie paraît atteindre ses muscles aussi rarement que chez l'adulte. Ce sont plutôt ceux de la racine des membres qui sont touchés ; en y regardant de près, on constate un léger étalement et la flaccidité de la fesse ; le pli fessier est raccourci.

A l'épaule, l'omoplate est entraînée en haut, en avant et en dehors, et l'angle de l'épaule paraît surélevé et plus aigu.

Quelquefois le rachis présente une concavité légère du côté malade.

La *face* et le *cou* ont particulièrement fixé notre attention. Dans un grand nombre d'observations, on note leur intégrité.

Ainsi, dans trois faits que nous devons à la bienveillance de M. Ollivier, et qui avaient été recueillis à la consultation par ses élèves, il n'est fait aucune mention de la paralysie faciale. Jamais les parents que nous avons interrogés n'avaient remarqué chez leurs enfants la déviation du visage *qui n'a cependant jamais fait défaut*. Pour nous, *nous estimons qu'il ne doit pas y avoir d'hémiplégie infantile sans participation de la face*, et nous faisons même de ce caractère le signe pathognomonique qui permet de reconnaître une paralysie cérébrale d'une paralysie spinale, lorsque celle-ci a frappé les deux membres du même côté; seulement, l'asymétrie de la face est légère dans tous les cas. Nous allons essayer d'en décrire les principaux caractères. Valleix et Landouzy le père font déjà remarquer que l'hémiplégie des petits enfants n'apparaît guère à l'état de repos de la face. Néanmoins, quand l'hémiplégie est constituée à l'état définitif, la parésie faciale est appréciable à l'*état de repos* : la commissure labiale du côté malade est abaissée et se continue insensiblement sur la joue par une espèce de sillon oblique en bas et en dehors, tandis que sa congénère est plus nettement froncée que cela s'observe chez l'adulte. Le tubercule médian de la lèvre supérieure est mieux limité du côté sain; de l'autre il se confond avec le bord de la lèvre. Ce caractère est moins marqué que le précédent. La joue, si on la frappe d'une chiquenaude, est plus tremblotante que l'autre; elle est légèrement bouffie et présente une déformation difficile à décrire; la courbure de la joue, chez l'enfant, n'est pas uniforme, elle présente, un peu au-dessus de l'angle de la mâchoire, une espèce de saillie que l'on peut appeler le sommet de son arc. Du côté hémiplégié, cette saillie disparaît, l'ovale de la face devient asymétrique et, du côté malade, le sommet de l'arc, la convexité de la joue, semble remontée.

L'ouverture palpébrale ne nous a pas paru modifiée.

Tels sont les caractères assez fugaces de la joue malade au repos. Mais, pendant le rire, et surtout pendant le cri, ils sont plus accusés. Pendant le *cri*, les deux commissures s'abaissent; mais celle qui est malade reste en retard et finit par être supérieure à l'autre. Si le cri est plus fort, la bouche s'ouvre largement. Chez l'enfant sain, elle prend alors la forme d'une espèce de parallélogramme. Dans la paralysie, la commissure saine se comporte de la même façon et forme le côté externe de l'ouverture buccale, mais sa congénère reste à peu près ce qu'elle était : la bouche a maintenant grossièrement la forme d'un triangle circonscrit par les lèvres supérieure et inférieure presque rectilignes et la commissure normale en forme de trait vertical. Le sommet est formé par la commissure malade. Dans le cri également, on peut voir le froncement frontal sensiblement diminué.

Dans le *rire*, le contraste des commissures devient plus évident par l'élévation exagérée de la commissure normale. Celle-ci est alors très souvent surmontée d'une petite fossette qui ne possède pas sa similaire de l'autre côté.

Nous avons cru devoir nous appesantir sur la description de ces caractères fugaces : nous pensons que si on les observe avec soin, on verra *qu'ils ne font jamais défaut*.

La *langue* est très souvent déviée, moins fréquemment que chez l'adulte. Tantôt on le constate directement ; tantôt, en disant à l'enfant de la porter alternativement à droite et à gauche, on remarque qu'elle n'atteint pas facilement l'une ou l'autre des commissures. On peut dire alors que le champ de son excursion est limité. La déviation se fait, dans la règle, du côté malade, assez souvent du côté sain.

Le voile du palais et la luette nous ont toujours semblé indemnes et symétriques.

Les globes oculaires sont beaucoup plus souvent déviés que chez l'adulte. Nous avons noté le strabisme sur plus d'un tiers de nos malades. Comme on l'a vu plus haut, la déviation de l'œil fait partie souvent du tableau de l'hémiplégie dans les premiers moments de la vie. Le sens de la déviation et les conséquences qu'elle entraîne mériteraient d'être mieux précisés. Le nystagmus ne paraît pas se rencontrer ici ; il appartient plus spécialement aux diplégiques.

L'inclinaison de la tête sur le tronc est fréquente ; en général elle tombe du côté malade. Nous n'avons rien rencontré qui ressemblât à de la déviation conjuguée, ni même, à proprement parler, à de la rotation de la tête.

Quant à l'asymétrie faciale, comparable à l'atrophie des os

des membres, nous en avons suffisamment parlé au chapitre de l'anatomie pathologique.

L'*aphasie* mérite d'être étudiée à côté des troubles moteurs. Nous ne croyons pas qu'il en ait été question chez l'enfant à propos des hémiplégies gauches. Dans les hémiplégies droites, elle a été étudiée spécialement par Bernhardt. Il ne s'agit, dans tous les cas, que d'aphasie motrice, logoplégie. La lésion paralysante peut s'être développée avant ou après l'acquisition du langage. Nous ne savons pas exactement la part qui revient à ce processus dans l'étiologie de la surdi-mutité ; nous ignorons également dans quelles mesures l'âge de la lésion influe sur ses résultats définitifs, que le développement de la parole ait été retardé jusqu'à 4 à 5 ans, ou qu'elle ait été perdue pour revenir graduellement : le cas n'est cependant pas le même. Pour Bernhardt, mettant à part les cas où les enfants sont devenus tout à fait inintelligents, quand un enfant en possession de la parole est frappé d'hémiplégie droite, on observe des symptômes très nets d'aphasie motrice. Nous en avons rencontré plusieurs exemples relatés plus haut. Mais cette aphasie disparaît en général dans la suite, ou bien elle persiste exceptionnellement sous des formes frustes, dysphasie variée ; par exemple l'enfant répète des mots qu'il ne prononce pas spontanément, ou bien il parle à l'infinitif (akataphasie). Cotard avait déjà dit que « les individus hémiplégiques depuis leur enfance n'avaient jamais d'aphasie ». En effet, nous n'avons trouvé l'abolition ou la réduction du langage que dans les hémiplégies relativement récentes et en voie d'évolution. Dans nos observations d'hémiplégie définitive, nous n'avons rien rencontré qui méritât même le nom de dysphasie, mais, presque toujours, il existait un trouble léger de l'articulation : un de nos malades grasseye, une petite fille a la parole embarrassée et maladroite, une autre évite certaines lettres, les l, les m, ou ne les prononce qu'à grand'peine. Un dernier, probablement diplégique, il est vrai, zézaye de la façon la plus nette.

Les *troubles sensitifs*, nous l'avons déjà dit, sont parmi les symptômes les plus rares ; dans 3 cas de porencéphalie de la collection d'Audry on note l'hémianesthésie, il s'agissait alors de vastes pertes de substance intéressant les lobes postérieurs. Nous n'avons jamais observé aucun désordre sensitif.

La *nutrition* paraît influencée dans une certaine mesure, comme cela a lieu d'ailleurs chez l'adulte. Le malade de l'obs. XIII présentait du côté hémiplégié un état furfuracé de la peau qui en outre se congestionnait facilement et où les moindres chocs provoquaient des ecchymoses. Nous pensons que l'état encore mal étudié des *vaso-moteurs* doit en pareil cas être pris en considération. Enfin, on a signalé un développement exagéré du tissu adipeux. On en verra un exemple très net dans l'observation VIII où le pied, rouge et anormalement développé, avait été considéré par la nourrice comme atteint d'engelures.

L'*état des fonctions intellectuelles*, a été très diversement interprété. Un certain nombre de nos malades paraissent irréprochables à cet égard, à l'examen le plus sévère. D'autres sont d'une intelligence au-dessous de la moyenne, ou plus souvent présentent cette espèce de précocité, d'originalité qui fait dire à un entourage complaisant : que l'enfant est *au-dessus de son âge*, mots qui sonnent mal à l'oreille du médecin. Dans cet état anormal de l'intelligence tout n'est peut-être pas attribuable à la lésion encéphalique, il faut faire la part de l'hérédité névropathique qui a servi de point d'appel à cette lésion. D'autre part le rôle de l'hémiplégie n'est pas niable. Certains hémiplégiques à grandes lésions précoces sont de véritables idiots. Les autres avec des lésions plus bénignes ne peuvent rester totalement indemnes.

On peut se reporter à ce que nous avons dit dans l'anatomie pathologique sur l'intégrité nécessaire des deux hémisphères.

A tout prendre, nous pensons que l'hémiplégie infantile, *surtout dans ses formes légères ou athétosiques*, est compatible avec un fonctionnement cérébral absolument normal, mais que cette bénignité ne constitue pas la règle. Ses cas doivent être examinés individuellement et le pronostic sera toujours des plus réservés à cet égard, surtout en face d'une forme précoce.

Une des conséquences les plus graves qu'entraîne après elle l'hémiplégie infantile est *l'épilepsie spéciale* qui se manifeste dans le cours de son évolution. Cette épilepsie a été étudiée surtout par Bourneville et son élève Wuillamier : à certains égards elle ressemble à l'épilepsie secondaire, par d'autres caractères elle se rapproche du mal comitial légitime. L'existence constante d'une aura très caractérisée, la prédominance unilatérale très accentuée, un certain manque de netteté dans l'attaque : langue non mordue, pas de salivation, etc., constituent ses particularités les plus notables. Le *début* des attaques remonte souvent à l'apparition de l'hémiplégie, elles succèdent en quelque sorte aux convulsions préliminaires. Ailleurs, c'est 5/6 années après le début de l'affection que l'épilepsie se montre. Tantôt son évolution est celle du mal comitial ordinaire, progressive et fatale. Plus souvent, d'après les auteurs cités, vers l'âge de 40 ans les attaques disparaissent.

Tous les enfants hémiplégiques sont-ils voués à l'*épilepsie secondaire* ? On serait presque tenté de le croire en lisant les travaux publiés sur cette affection, et faits, il faut le dire, dans des asiles. Cependant nous relatons ici au moins 8 observations d'hémiplégies qu'on peut considérer comme définitives et un seul de nos malades est épileptique. Faut-il dire que les autres le deviendront ? Sans vouloir dire qu'ils sont tous à l'abri de cette complication, nous pensons que sa fréquence a été très exagérée. Nous n'avons pas de statistique à citer et nous pensons qu'il est difficile d'en établir une bonne, qui ne soit pas gâtée par la prédominence des malades d'asile. Mais nous croyons pouvoir dire qu'un *grand nombre* d'enfants hémiplégiques resteront à l'abri de l'épilepsie secondaire.

E. — De l'avenir des enfants hémiplégiques.

Nous avons décrit sous le nom de paralysies constituées celles qu'on observe 4 à 5 ans après le début et qui paraissent fixées dans leur évolution suivant un type spastique, ou athétosique ou bénin, mais il est déjà évident *à priori* que chez des sujets encore jeunes la maladie n'a pas encore dit son dernier mot. Que deviendront dans dix ans nos malades, que devons-nous répondre aux parents qui nous demandent de formuler à cet égard un pronostic ?

Nous sommes mal renseigné à cet égard par les auteurs, et

nos connaissances personnelles sont naturellement très bornées. Ici encore il faut établir une division.

Les enfants qui sont bien et dûment atteints d'*épilepsie secondaire* doivent être mis à part. Leur destinée ressemble à celle des épileptiques. Trop souvent ils seront destinés aux attaques successives de plus en plus rapprochées, à l'état mental spécial et progressif qui est l'apanage des formes comitiales graves ; tôt ou tard ceux-ci aboutiront à l'*état de mal*. Cependant, ajoute Bourneville, cette épilepsie secondaire est souvent susceptible de guérison spontanée vers l'âge de 40 ans.

En dehors de cette redoutable complication, l'hémiplégie infantile ne menace pas la vie et ne semble pas créer une infériorité bien manifeste, au point de vue de la réceptivité et de la résistance morbide. C'est donc presque uniquement l'état de la motilité qui intéresse le pronostic.

Les formes extrêmes : *athétose ou contracture* ne sont pas en général destinées à s'améliorer sous l'influence de l'âge ; le malade conserve jusqu'à sa mort une infirmité qui équivaut à la perte totale de la motilité d'un des côtés du corps.

Mais les formes *indécises* ou *bénignes* qui sont certainement en plus grand nombre nous paraissent fort susceptibles d'amélioration. L'*aphasie* avait abouti au bégaiement, celui-ci se corrige souvent au sortir de l'enfance. La marche devient plus assurée, avec l'aide éventuelle d'une semelle épaisse, le malade cesse le plus souvent d'être un *boiteux*. Il éprouve toujours une difficulté considérable à utiliser sa main qui peut être simplement maladroite, ou plus ou moins raide, ou conserver des mouvements athétosiformes, mais il nous semble que raideur et athétose, quand elles ne sont pas absolues, sont susceptibles d'être amendées dans une mesure considérable.

CHAPITRE III

Diplégies organiques.

Toutes les fois qu'une lésion susceptible de produire l'hémiplégie frappera simultanément les deux hémisphères, on aura comme de juste une *diplégie* qui reproduira en partie double le tableau ci-dessus de l'hémiplégie infantile, particulièrement en ce qui concerne la motilité. On verra donc de l'athétose, de la contracture, une forme bénigne ou fruste, suivant les cas. Il est à remarquer qu'en pareille circonstance le tableau pathologique d'un côté du corps ressemble à celui de l'autre : diathétose, contracture double, etc. ; d'où l'on peut conclure que le mode d'évolution des symptômes hémiplégiques dépend plus de l'âge de la lésion (ici les lésions sont simultanées) que de son siège.

Mais ce qui rend intéressante l'étude des diplégies, c'est l'atteinte profonde qu'elles portent à l'*intelligence*. Dans l'hémiplégie, l'intégrité intellectuelle est presque de règle ; ici elle devient une exception. Nous étions sur le terrain de la paralysie, nous sommes sur celui de l'idiotie. Les idiots des asiles sont le plus souvent diplégiques ; comme le confirment tous les jours les recherches de M. Bourneville et de ses élèves. M. Pitres (1), fait de même remarquer que dans l'épilepsie sensorielle, les attaques unilatérales sont beaucoup moins préjudiciables à l'intelligence que les attaques bilatérales. Mais ici c'est bien pis, il ne s'agit plus d'un désordre dynamique, passager quoique répété ; l'élément perturbateur est en permanence. En outre les attaques épileptiformes pour des raisons analogues sont à peu près fatales et contribuent pour leur part à hâter la dissolution intellectuelle.

Les diplégiques de cause quelconque, — car on peut répéter

(1) *Des équivalents sensitifs de l'épilepsie*. Rev. méd., 1888.

ici tout ce qui a été dit de l'hémiplégie, — sont fréquents dans les salles de chronique des hôpitaux d'enfants où on les désigne d'ordinaire sous le nom de *scléroses cérébrales* depuis les leçons de J. Simon ; mais cette attribution est évidemment très arbitraire. L'observation suivante recueillie presque au hasard montrera bien la parenté naturelle de ces formes avec les paralysies unilatérales.

Observation XIV (personnelle). Recueillie dans le service de M. Ollivier.

Mar..., Marie, 3 ans, se présente le 13 août 1887 à la Policlinique.

Antécédents héréditaires. — Père suspect de syphilis. Mère bien. Avant la naissance de la malade, elle a eu deux fausses couches, et un prématuré à 7 mois, mort au bout de 15 jours.

Antécédents personnels. — Née à terme, par le siège, elle ne fut ranimée qu'au bout de deux heures ; elle refusa d'abord le sein, finit par prendre le biberon et fut élevée par une nourrice à la campagne au milieu de la famille. Elle poussa des cris continuels pendant les trois premiers jours de sa vie, puis resta comme endormie les trois jours suivants. Pendant 6 mois elle pleurait continuellement, des mouvements convulsifs agitaient sans relâche la tête et les membres. Premières dents à 9 mois. C'est seulement depuis quelques jours qu'elle commence à prononcer quelques mots (3 ans). Elle n'a jamais marché. Pas de convulsions caractérisées.

État actuel. — Enfant d'une belle venue avec quelques traces de rachitisme. Le crâne est notablement déformé ; toute sa partie droite est portée en avant ; la face est symétrique ; la voûte crânienne ogivale. L'ensemble de la physionomie n'est pas inintelligent, mais la bouche continuellement s'entr'ouvre d'un rire stupide ; un peu de salive s'écoule aux commissures. Elle *bâille* continuellement et de temps en temps pousse un soupir.

Le *tronc* est bien développé, droit, sans trace de syphilis.

Les *bras* sont gros, bien musclés, mais incapables de maniements volontaires réguliers. L'enfant ne sait même pas porter sa main à la bouche. Elle se tient d'ordinaire les bras écartés, les avant-bras fléchis : les mains en pronation forcée, de sorte que les paumes regardent en dehors, les doigts étendus et écartés en éventail, les pouces fléchis. Elle exécute très souvent, soit spontanément, soit pour préluder à un mouvement volontaire, des *mouvements athéto-*

siformes des doigts, qui tantôt laissent ceux-ci dans l'extension primitive, tantôt aboutissent à la flexion avec rigidité.

En interpellant la malade on lui fait abandonner cette attitude qu'elle ne tarde pas à reprendre. Elle réussit à ramasser un sou sur une table : D'abord éclatent des oscillations étendues à tout le bras et aboutissant souvent, en dépit du but à atteindre, à son attitude favorite. Finalement elle étend sa main sur l'objet et le saisit après un mouvement consécutif de tous les doigts. Le sou est généralement pris entre le dos des doigts et la pulpe du pouce. Souvent la main fermée reste alors raidie un moment. Ce tableau est également vrai pour les deux mains quoique la gauche soit employée de préférence.

Les *membres inférieurs* ont également bon aspect; néanmoins elle ne sait pas se tenir debout. Le pied droit est en varus un peu équin, le gros orteil relevé, les quatre autres écartés en éventail. Même attitude à gauche, moins marquée. Plus rarement les deux pieds se mettent en flexion extrême.

Le réflexe patellaire est augmenté.

L'*intelligence* semble nulle, bien que les parents prétendent qu'elle comprend tout, etc. A toute excitation elle répond par son rire qui s'exagère. Elle se démène continuellement et veut qu'on la pose à terre où elle n'essaye pas même de marcher.

Elle n'est pas méchante et recherche la société des enfants de son âge.

Dans les observations d'idiotie que l'on publie communément, l'état de la mobilité est à peine indiqué ; c'est cependant ce caractère qui peut donner les notions les plus précises sur l'existence de lésions cérébrales grossières.

Il existe cependant une catégorie de malades *diplégiques*, à ce qu'il semble, chez lesquels les troubles intellectuels font en général défaut. Nous voulons parler de l'athétose double, dont on connaît aujourd'hui un nombre assez grand de cas. Les *diathétosiques* présentent exactement pour chaque moitié de leurs corps, le tableau de l'athétose par lésion cérébrale, et rien n'autorise, jusqu'à nouvel ordre, l'hypothèse qu'il s'agirait là d'une maladie spéciale de la classe des chorées ou des tremblements. Il faut d'ailleurs remarquer que, dans l'athétose unilatérale typique, les troubles intellectuels sont au minimum.

Enfin, chez les malades atteints de diplégie banale, avec ou sans idiotie confirmée, il existe quelques symptômes étrangers à l'hémiplégie, et dont la pathogénie est fort obscure : nous citerons particulièrement le *nystagmus*, les *soupirs*, fréquemment répétés, les *bâillements* (comme dans l'observation ci-dessus), le *hoquet*. Ces phénomènes paraissent bien dus à la présence des lésions cérébrales, et cependant, ils sont sous la dépendance du *bulbe*.

Certains auteurs, considérant l'existence de ces symptômes bulbaires et interprétant l'exagération des réflexes comme un signe de lésions spinales, ont été amenés à publier des observations de diplégie d'ailleurs dépourvues d'autopsie sous le titre de *sclérose en plaques cérébro-spinale*.

Il va sans dire que le tableau clinique n'a rien de commun avec celui de la sclérose insulaire classique ; à cette nouvelle espèce clinique manque absolument jusqu'ici de la fonction anatomique.

CHAPITRE IV

Diagnostic. — Traitement.

On trouvera dans tous les classiques des maladies de l'enfance un tableau détaillé du diagnostic différenciel entre les paralysies d'origine cérébrale et celles d'origine spinale. Les caractères principaux des premières sont l'absence d'atrophie musculaire et de réaction de dégénérescence, l'exagération des réflexes tendineux, etc. On ajoute que le diagnostic présentera souvent de grandes difficultés.

Il nous semble que l'on n'a pas insisté sur un point essentiel en matière de paralysies cérébrales. C'est que dans l'enfance celles-ci sont toujours des *hémiplégies*, nous n'avons pas vu ni dans notre observation clinique, ni dans nos lectures un seul cas de monoplégie cérébrale dans l'enfance — mettant à part éventuellement l'hystérie et la simulation. Il s'agit donc pour nous simplement de savoir si l'on se trouve en présence ou non d'une hémiplégie, et pour que ce nom soit toujours légitime, il est nécessaire que la paralysie occupe *tout* un côté du corps et particulièrement la *face*.

Nous ne reviendrons pas sur ce que nous avons dit de la constance de la paralysie de la face et des caractères auxquels on peut la reconnaître. A nos yeux, le diagnostic peut être difficile dans deux cas. La prédominance de l'impuissance motrice dans le membre supérieur peut être telle qu'à un premier examen, l'état du membre inférieur et de la face ne frappe pas l'observateur. Un examen plus attentif portant particulièrement sur le réflexe patellaire, sur l'attitude du pied, sur la déformation de la bouche pendant le rire ou le cri, nous paraît devoir lever toute difficulté. D'autres fois, en présence d'une paralysie simultanée des membres du même côté, on peut hésiter à incriminer le bulbe ou le cerveau. C'est encore à l'examen minutieux de la face qu'on devra avoir recours.

Mais nous voulons signaler une cause d'erreur qui nous a un jour fort embarrassé, c'est la paralysie faciale congénitale qui est si fréquente dans les familles, où existe une force nerveuse héréditaire. Une petite malade était atteinte simultanément de paralysie de la jambe et de la face. L'intégrité du membre supérieur permit d'exclure l'hémiplégie, et finalement nous obtînmes de la mère ce renseignement que la déviation de la face était antérieure au d[illegible]t de l'affection. Il s'agissait en réalité d'un cas assez fruste de paralysie spinale atrophique.

La marche du diagnostic nous semble donc devoir être la suivante : exclure s'il y a lieu la simulation puis l'hystérie, la chorée, d'après les caractères bien connus des paralysies spéciales à ces états, ensuite rechercher s'il existe ou non une *hémiplégie totale.* Finalement l'examen méthodique du tableau de cette hémiplégie servira à vérifier le diagnostic porté.

Peut-on maintenant aller plus loin et aborder le problème qu'on se pose en pareil cas chez l'adulte : quelle est la nature, quel est le siège de la lésion cérébrale ? Nous pensons pour nous que dans l'état actuel de la nosographie, ces questions doivent rester sans réponse, nous pensons que scléroses, kystes, porencéphalies, tubercules même dans beaucoup de cas ne s'accusent pas par des différences symptomatiques assez appréciables pour qu'on puisse en tirer les éléments d'un diagnostic. Quand on en arrive à reconnaître une *hémiplégie cérébrale* simple ou double, légère ou grave, précoce ou tardive, spastique ou athétosique, il est très risqué d'aller au delà.

Le *traitement* nous paraît devoir être très réservé. On peut beaucoup attendre du temps et de l'évolution des lésions, on possède peu de moyens de leur venir en aide.

L'*électrisation* des enfants hémiplégiques n'est sans doute pas à rejeter, mais il semble en lisant quelques observations qu'on en a beaucoup abusé. Les courants induits ordinairement employés ont pour but principal de conserver aux muscles leur fonctionnement, or précisément dans l'hémiplégie infantile ce fonctionnement est loin d'être aboli. Quant aux applications de courants galvaniques particulièrement sur le crâne est-il besoin de dire que nous ne pouvons apporter aucune opinion personnelle? Cette méthode en honneur chez les médecins électriciens, qui lui attribuent des succès, a été à peu près bannie de la pratique hospitalière à Paris sous l'influence surtout de Vulpian, et nous avouons que nous n'avons pas été tenté de l'appliquer à nos malades.

La gymnastique, le massage, l'hydrothérapie nous constitueront à notre avis les éléments principaux du traitement et nous ajoutons que ces pratiques nous semblent mériter d'être appliquées avec beaucoup de discrétion. A vouloir exagérer le fonctionnement cérébral il y aurait, nous semble-t-il, de l'imprudence. Nous craindrions de hâter par exemple le développement des symptômes spastiques.

CONCLUSIONS

I. — AU POINT DE VUE ANATOMO-PHYSIOLOGIQUE

Le principal point en litige est de savoir si les centres moteurs corticaux sont développés chez le fœtus à terme. Nous pensons qu'ils sont en état de fonctionner chez un petit nombre de sujets et que, le plus souvent, leur développement s'accomplit pendant la vie dans un délai indéterminé, mais probablement très court.

L'existence précoce de ces centres n'est démontrable que par la physiologie comparée et par la méthode anatomo-clinique. Le fonctionnement cérébral n'est appréciable par l'observation pure qu'à partir de ses premières manifestations, les mouvements imitatifs. Ceux-ci se montrent vers le troisième ou quatrième mois.

Quant à l'ordre dans lequel ces centres apparaissent, l'anatomie semble impliquer le début par le membre inférieur ; la physiologie expérimentale le début par le membre supérieur ; la pathologie le début par la face. La question reste ouverte.

II.— AU POINT DE VUE ANATOMO-PATHOLOGIQUE

L'intérêt principal porte sur la détermination des lésions causales. On retrouve chez l'enfant toutes celles qui frappent l'adulte, traumatisme, hémorrhagies parenchymateuse et méningée, ramollissements emboliques, ramollissements thrombosiques, tumeurs, gommes. Il y a à signaler de plus :

a. — L'arrêt de développement primitif, portant, en général, sur les deux hémisphères.

b. — L'arrêt de développement d'un hémisphère par rétrécissement artériel primitif (cette lésion entraîne quelquefois l'hémiplégie).

c. — Une série de processus infectieux ou marastiques, probablement multiples mais indéterminés, aboutissant à la sclérose lobaire, à la porencéphalie ou au ramollissement.

d. — La méningite chronique toujours double.

e. — La sclérose tubéreuse.

f. — Les gros tubercules.

L'aboutissant des lésions causales (lésions primitives de Cotard), dépend autant de l'âge du cerveau que de la nature de la lésion causale, depuis la destruction totale d'un ou des deux hémisphères jusqu'aux pertes de substance médiocres semblables à celles de l'adulte.

Les lésions secondaires dépendent, dans une mesure variable, de l'arrêt de développement et de l'irradiation de la lésion primitive.

Elles portent sur l'hémisphère atteint (sclérose secondaire), sur l'autre hémisphère, sur l'hémisphère cérébelleux opposé, sur le faisceau pyramidal, et, à un moindre dégré, sur les muscles, sur les os des membres de la face et du crâne. La déformation du crâne, généralement médiocre, consiste dans un arrêt de développement tantôt mécanique *ex vacuo*, et alors elle porte sur le côté sain, tantôt trophique, et alors elle siège du côté hémiplégié.

III. — AU POINT DE VUE CLINIQUE

L'hémiplégie reconnaît deux grandes causes : l'hérédité nerveuse et les maladies infectieuses ou marastiques de la première enfance. De ces deux éléments, l'un ou l'autre peut faire défaut ; le premier paraît être, par rapport au second, une cause éminemment prédisposante. Cette étiologie répond aux lésions causales indéterminées (encéphalites, artérite) que nous venons de mentionner. Les autres modes étiologiques s'appliquent à un nombre restreint de cas. Dans l'état actuel de la clinique, nous considérons comme impossible de diagnostiquer sur le vivant la nature et le siège précis des lésions.

Les symptômes doivent être soigneusement distingués en : *état du début, état d'évolution, état constitué.* Au début, l'hémiplégie est totale ; dans les premiers jours de la vie, elle intéresse même le facial supérieur et souvent les muscles de l'œil. Pour peu que le malade ait commencé à parler, l'hémiplégie droite s'accompagne d'aphasie et l'éducation de la parole est à refaire.

La *période d'évolution* varie un peu de caractères suivant ses aboutissants antérieurs et dure, en général, plusieurs années.

L'*état définitif* comporte deux formes classiques ; l'hémiathétose et la contracture avec atrophie. Mais, à côté de celles-ci, nous pensons qu'il y aurait lieu d'en constituer une troisième au moins aussi fréquente, quand on observe en dehors des asiles. C'est une *forme bénigne* où l'on constate un peu de raideur, un peu de parésie, une grande maladresse de la main et des oscillations athétosiformes à propos des mouvements volontaires.

Ces caractères sont toujours à rechercher du côté du membre supérieur. La part du membre inférieur est beaucoup moindre. *La face est intéressée dans tous les cas*, un peu de strabisme est fréquent.

L'hémiplégie droite s'accompagne très rarement d'aphasie fruste, mais fréquemment d'une légère difficulté de prononciation.

Les convulsions épileptiformes n'existent que dans la minorité des cas.

IV. — AU POINT DE VUE DIAGNOSTIQUE

Nous proposons d'ajouter aux signes classiques la *déviation constante de la face.*

Au moyen de ce caractère et des autres signes classiques il est en général facile de distinguer l'hémiplégie des autres processus paralytiques de l'enfance.

Les hémiplégies et monoplégies *dynamiques :* choréiques, hystériques, post-épileptiques se trahissent surtout par les commémoratifs. Leur diagnostic peut offrir de grandes difficultés.

Dans l'état actuel de la clinique, il est presque toujours impossible de présumer la nature de la lésion et même le siège qu'elle occupe.

TABLE DES MATIÈRES

Pages

INTRODUCTION 5

PREMIÈRE PARTIE

DÉVELOPPEMENT DES FONCTIONS CÉRÉBRALES 9

CHAPITRE PREMIER. — ANATOMIE. 11

A. — Données numériques. 11
diamètres. 11
pesées. 12

B. — Développement des circonvolutions 14
scissure de Sylvius 14
circonvolutions transitoires. 15
circonvolutions permanentes 15

C. — Myélinisation. 18
Historique 18
Flechsig 20
Sa méthode. 20
Ses résultats. 22
Faisceau pyramidal (Hervouët). 28

D. — Histogenèse de l'écorce. 29
Travaux de Vignal. 30

Conclusions anatomiques 36

CHAPITRE II. — PHYSIOLOGIE. 38

Théories. 38

A. — Expérimentation sur les animaux. 40
Motilité corticale 40
Soltmann. 40
Tarchanoff 42
F. Frank. 43
Bekhtereff 43
Quinquaud 43
Conclusions. 44
Sensibilité corticale. 44

B. — Observation des animaux nouveau-nés et des fœtus 45
Motilité. 45
Sensibilité 47

C. — Méthode anatomo-clinique chez l'homme 47
I. Mutilations obstétricales. 47

Pages

II. Monstruosités 47
Anencéphales 48
Hémicéphales 48
Monstres intermédiaires 49
Conclusions 49
III. Lésions limitées 50
Cas négatifs 50
Cas positifs : avec autopsie 52
sans autopsie 56
Conclusions 58

D. — Observation chez l'homme 60
Plan de recherches 60
I. Physiologie cérébrale du fœtus *in utero* 61
Motilité 61
Sensibilité 61
Sommeil 61
II. Observation de l'œuf avorté ou prématuré 62
Motilité 62
Mouvements spontanés 63
Mouvements réflexes 64
Mouvements instinctifs 64
Sensibilité 66
» générale 66
» sensorielle 67
Sommeil 67
III. Des fonctions cérébrales chez le fœtus à terme et l'enfant . . 67
Motilité 68
» réflexe 68
» cérébrale 68
Sensibilité 68
Intelligence 69
Sommeil 69
Rêves 70
IV. Observation de l'enfant à l'état pathologique 70
Convulsions, Hystérie, Délire, Hypnotisme 70

DEUXIÈME PARTIE

Paralysies cérébrales chez les enfants 71

Chapitre premier. — Anatomie pathologique 71

A. — Arrêts de développements spontanés 72
Conséquences fonctionnelles 73
B. — Arrêt de développement d'un seul hémisphère par étroitesse des vaisseaux 74
Conséquences fonctionnelles 77

Pages
C. — Lésions causales. 78
Méthode pour les déterminer 78
I. Traumatismes. 79
Compression obstétricale 79
Traumatisme du crâne 79
Fractures du crâne. 82
II. Hémorrhagies. 82
Hémorrhagies interstitielles. 82
Hémorrhagies méningées 82
III. Embolies. 84
IV. Thrombose. 84
Thrombose artérielle. 84
Thrombose veineuse 85
V. Abcès du cerveau. 85
VI. Inflammation de la substance cérébrale. 86
Encéphalite, faits positifs. 86
Théories. — Encéphalite. 88
Artérite 89
Nécrose 89
VII. Tubercules, gomme, tumeurs parasites, sclérose tubéreuse. . . 89
VIII. Méningite. 90
IX. Hydrocéphalie 90
D. — Lésions primitives 91
E. — Lésions secondaires. 93
CHAPITRE II. — CLINIQUE. 99
Étiologie. 99
Hémiplégies organiques de l'enfance 107
A. — Début 107
B. — État initial. 108
1. Premiers temps de la vie 108
2. Trois premières années. 109
3. Années suivantes. 109
Paralysies temporaires. 110
C. — Période d'évolution 113
D. — Période d'état. 119
Observations 121
Description de l'hémiplégie constituée. 136
E. — État définitif, avenir des hémiplégiques. 145
CHAPITRE III. — DES DIPLÉGIES. 147
CHAPITRE IV. — DIAGNOSTIC ET TRAITEMENT. 151
CONCLUSIONS. 154

IMPRIMERIE LEMALE ET Cie, HAVRE

IMPRIMERIE LEMALE ET Cie, HAVRE

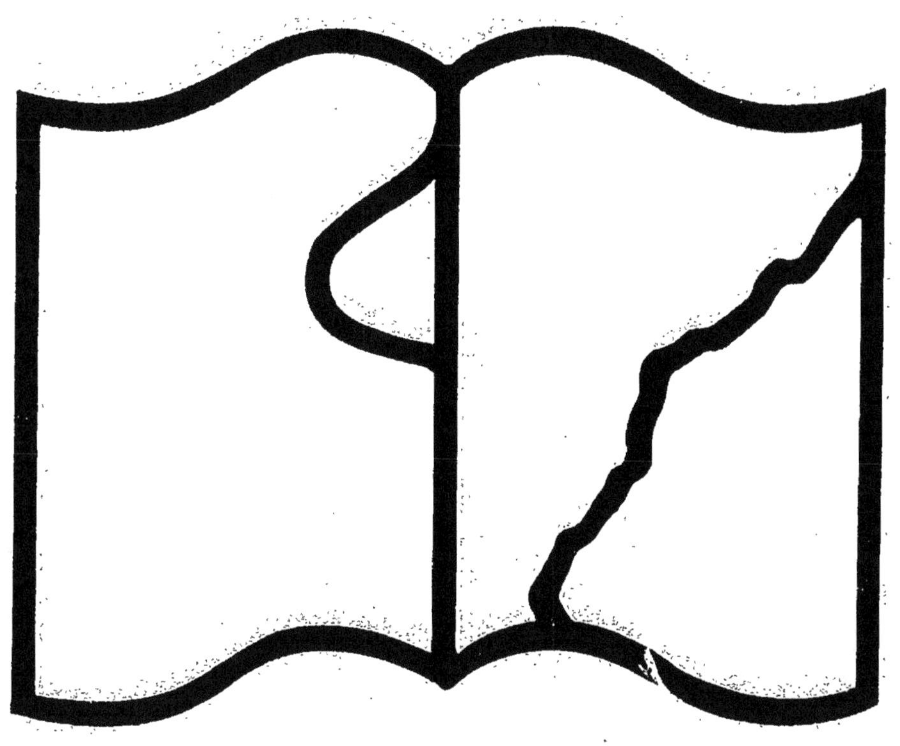

Texte détérioré — reliure défectueuse

NF Z 43-120-11

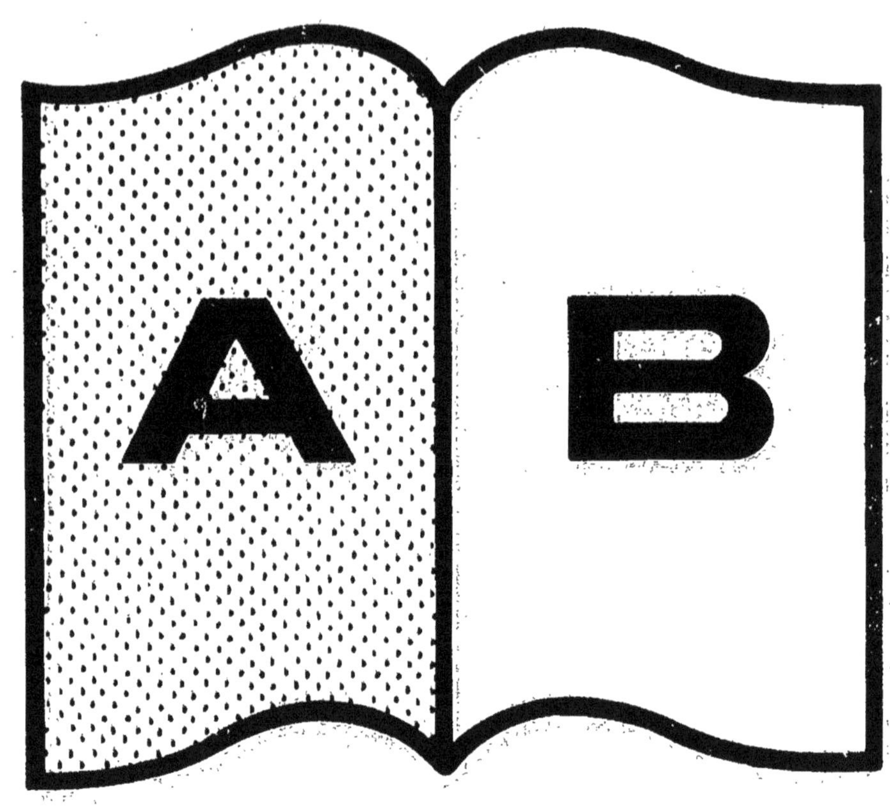

Contraste insuffisant

NF Z 43-120-14

www.ingramcontent.com/pod-product-compliance
Ingram Content Group UK Ltd.
Pitfield, Milton Keynes, MK11 3LW, UK
UKHW022104190726
13855UKWH00002B/644

9 782013 556439